KB079935

잠의──힘

잠의 ─── 힘

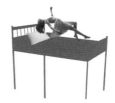

상쾌하고 개운한 하루를 만드는
슬기로운 수면생활

정기영 지음

에이도스

차례

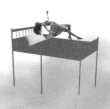

몽롱하고 찌뿌듯한 아침이 아니라 상쾌하고 개운하게 하루를 시작하고 싶은 마음은 누구나 같을 것입니다. 하지만 잠과 관련하여 우리 현대인을 둘러싼 상황이 썩 좋지만은 않습니다. 정해진 시간에 출근하고, 등교하고, 야근에, 교대 근무에, 입시를 위해, 프로젝트를 위해 잠을 자지 않고, 잠을 줄이고, 또 각자가 가진 생체시계를 무시하고 생활합니다. 수면을 제어할 수 있는 유일한 동물답게 인간은 자발적으로 수면 시간을 줄이고, 생체시계의 주기를 바꿉니다.

　문제를 악화하는 것은 잠에 대한 우리의 인식입니다. 일상생활에서 잠이 우리에게 얼마나 중요한지를 간과하고, 크게 문제가 되지 않는 한 대수롭지 않게 생각합니다. 언젠가 고등학교 2학년 학생을 데리고 제가 일하는 수면클리닉에 한 부모가 방문했습니다. 부모님은 기면병이 의심되니 검사를 받아보고 싶다고 했습니다. 저는 기면병 검사를 정확하게 하려면 2주 동안 충분히 자고 싶은 대로 자게 한 다음에 검사를 해야 한다고 말했습니다. 그러자 이렇게 반문했습니다. '고등학교 2학년 학생을 2주 동안 마음껏 자게 놔두어야 한다고요?' 분명 아이의 수면 때문에 일상생활에 문제가 생겨 방문을 했는데도 불구하고 이런 반응을 보인 것입니다. 한 가지 사례로 일반화하기는 힘듭니다만, 잠에 관한 이런 인식은 우리 사회 여느 사람들을 대변한다고 봐도 무방합니다. 하지만, 아직까지 많은 사람들이 생각하고 믿고 있는 것처럼 잠은 결코 대수로운 것이 아닙니다.

요즘 부쩍 수면에 대한 관심이 높아졌습니다. 이는 우리나라뿐만 아니라 세계적 추세로 보입니다. 이런 경향을 반영하듯 수면을 과학적으로 다룬 책에서부터 올바른 수면법을 제시하는 책까지 다양한 서적들이 쏟아지고 있고, 언론과 유튜브 등 각종 매체에서 수면 관련 콘텐츠를 소개하고 있습니다. 더불어 우리나라는 2018년 7월부터 수면다원검사에 대한 의료보험 급여가 이루어지면서 사람들의 관심이 높아졌고, 병원에 방문하는 환자들도 늘었습니다. 이후 다루겠지만 수면장애 환자들도 많이 늘었습니다. 하지만 이런 관심과 함께 잠에 관한 잘못된 정보, 비과학적 사실, 오류 등도 만만치 않게 많이 떠돌고 있습니다. 수면에 관한 잘못된 지식이나 상식으로 인해 수면 문제를 방치하거나 더 악화시키는 경우도 있습니다.

아마 여러분들 중에서도 수면 혹은 건강한 잠에 관해서라면 누구나 다 알고 있고, 모르는 사람은 없다고 생각하는 사람도 있을 것입니다. 너무 뻔한 이야기 아닌가 하는 분도 계실 것입니다. 잠이라면 누구나 매일 경험하고 있으니 그렇게 생각할 법도 합니다. 하지만, 지난 25년 동안 수면의학자로 다양한 환자들을 만나면서 느낀 점 중 하나는 많은 사람들이 자신의 잠에 대해 안다고 생각하지만 사실은 잘 모르는 분들이 많다는 것입니다. 잠에 관한 한 일단 '잘 알고 있다는 착각'을 버려야 합니다. 그리고 자신의 수면 습관이나 상태를 올바로 마주하는 것이 필요합니다.

임상현장에서 경험하고 느낀 점을 정리해서 책으로 내야겠다는 생각을 오래전부터 했습니다. 수면의학의 전문적 내용보다는 일반인들이 잠에 대해 쉽게 이해할 수 있고 또 잠의 중요성을 환기할 수 있는 그런 책을 써야겠다고 생각했습니다. 이 책은 바로 이런 생각의 산물입니다. 책을 쓰면서 그간 현장에서 환자들을 만나고 또 연구하면서 느낀 것들을 가급적 쉽게 풀어내려고 했습니다. 물론 수면의학의 최근 연구 성과 또한 놓치지 않으려 했습니다. 간략하게나마 이 책이 다루는 내용을 정리하면 이렇습니다.

먼저 1장에서 저는 우리나라 사람들의 수면에 대한 인식을 환기하고자 했습니다. 전 세계적으로 수면 건강에 대한 인식이 바뀌고 있는 지금 우리나라 사람들의 '잠에 대한 인식'은 아직 과거에 머물러 있습니다. 책에서는 우선 수면과 관련해 우리나라를 포함한 세계 여러 나라의 자료를 살펴보면서 우리의 수면 실태를 살펴봅니다. 아울러 각 개인이 스스로 자신의 수면 건강을 평가할 수 있는 간단한 도구도 소개합니다.

2장에서는 잠에 대한 전반적 이야기를 하고자 합니다. 잠에 관한 고대인의 생각에서부터 현대 수면의학의 아버지로 불리는 디멘트 교수의 수면에 관한 정의를 통해 잠을 과학적으로 어떻게 정의하는지 봅니다. 아울러 잠의 구조, 렘수면과 비렘수면, 생체시계와 일주기리듬, 밤의 호르몬으로 불리는 멜라닌, 수면의 기능 등 수면과 관련한 과학적 사실들을 주로 다루면서 잠을 체계적으로 설명합니다. 과학적인 이야기들이라 조금은 딱딱할 수도 있습니다만, 잠을 이해하는 가장 중요한 단계이니 귀담아 들어주시면 좋겠습니다.

3장에서는 우리가 잠을 제대로 자지 못했을 때 생기는 일들에 대해 살펴봅니다. 타이타닉호 침몰이나 체르노빌 사건이 수면장애와 관련되어 있다는 사실을 아는 사람은 많지 않습니다. 수면 문제는 인류사에 남을 재앙적 사건뿐만 아니라 졸음운전과 같은 사고 그리고 비만, 심혈관질환, 사망률 증가, 자살, 정신질환, 치매 등과 같은 문제의 원인이 되기도 합니다. 아울러 이 장에서는 개인의 수면 문제가 한 사람의 건강 문제를 떠나 사회에 커다란 영향을 끼치는 사회 문제라는 점을 짚고자 합니다.

4장에서는 건강하게 잘 자는 법을 소개합니다. 수면일기 쓰는 방법부터 자신에게 맞는 수면 시간 찾기, 수면의 질을 높이는 방법, 자신의 생체시계 유형(올빼미형과 종달새형)이 무엇인지 파악하는 방법 등을 상세하게 알려줍니다. 자신의 수면 습관과 생체시계를 잘 알면 건강한 수면을 하는 데 도움이 많이 될 것입니다. 아울러 건강한 수면을 위한 수면 건강법도 소개합니다. 수면 문제를 겪는 사람들의 구체적 임상사례뿐만 아니라 건강한 수면을 위한 아주 실용적인 팁까지 다루었으니 재미있고 흥미롭게 읽으실 수 있을 것입니다.

5장에서는 우리 사회에 널리 퍼진 잠에 관한 오해와 진실 몇 가지를 다룹니다. 침실의 조명과 관련된 이야기에서부터 멜라토닌 약제, 아침형 인간, 낮잠에 관한 이야기까지 오해도 많고 또 알아두면 좋은 사실들을 다루었습니다.

책을 쓰면서 제가 강조하고자 했던 것은 바로 수면 건강입니다. 고통스러운 수면장애를 겪기 전에 수면 건강에 대한 인식을 새롭게 하고, 평소에 수면 건강법을 알고 실천했으면 하는 것이 바로 이 책의 중요한 목표입니다. 건강한 수면 생활을 원하는 여러분들에게 좋은 길잡이가 되었으면 합니다.

원래 계획과 달리 책을 쓰는 데 시간이 많이 지체되었습니다. 일과에 우선순위를 빼앗겨 게으름을 피운 탓이 큽니다. 하지만 글을 쓸수록 더 많은 공부를 할 수밖에 없었습니다. 한 문장을 쓰기 위해 수면의학 논문을 여러 편 찾아보는 일도 있었습니다. 물론 다른 수면의학자들의 위대한 연구 논문에 담긴 발견과 성과를 확인하면서 느꼈던 감동은 잊지 못할 즐거운 기억으로 남아 있습니다. 저의 이야기가 작은 도움이 되었으면 하는 바람입니다.

책을 쓸 수 있도록 동기를 부여하고 또 영감을 준 진료실의 수많은 수면장애 환우들에게 감사의 말씀을 전합니다. 아울러 제 인생에서 저를 가장 믿고 지지해주신 사랑하는 어머니께 이 책을 바칩니다. 미약하지만 이 책으로 저에게 보내주신 사랑과 믿음에 보답하고자 합니다.

1장

안녕히 주무셨나요?

Good Sleep, Healthy Brain, Wonderful Life

누구나 밤이 되면 잠을 잡니다. 잠을 자지 않는 사람은 없습니다. 또 며칠 이상 잠을 안 자고 버틸 수 있는 사람도 없습니다.

초파리 같은 곤충 그리고 바다에 사는 해파리에게도 수면 현상이 존재하고, 단세포 동물인 박테리아도 활발히 활동을 하는 시간대와 활동을 하지 않고 가만히 있는(수면 활동이라 할 수 있는) 시간대를 구분할 수 있습니다.

식물은 아침 해가 뜨면 이파리를 열어젖히고 꽃봉오리를 활짝 피우며, 저녁이 되면 이파리를 닫고 수면모드로 들어갑니다. 바다에 사는 포유류인 고래는 양쪽 뇌가 동시에 잠이 들면 물에 빠져 죽기 때문에, 반쪽 뇌만 잠을 교대로 자도록 진화하였습니다. 수면은 거의 모든 종에서 볼 수 있는 보편적 현상입니다.

우리는 잠을 자기 위해 침실에 들어갑니다. 잠을 자는 공간은 깨어 있는 상태에서 활발하게 일하던 곳과는 따로 분리된 공간으로 은밀하고 개인적입니다. 아무리 활발하게 먹이 활동을 하던 동물도 잠자는 공간에 들어서면 마치 죽은 것처럼 조용하게 잠을 잡니다. 그래서 잠이 들면 포식자의 공격에 속수무책으로 당할 수도 있습니다.

어쩌면 생명에 위협이 될 수도 있는 수면이 수십억 년의 진화를 거치는 과정에서 도태되지 않고 선택된 이유는 무엇일까요? 이는 수면이라는 기능이 생명 유지에 필수적이라는 것을 의미합니다. 수면은 모든 생명체에서 반드시 존재해야만 하는 보편적인 생명 현상입니다.

이처럼 생명 유지에 필수적이고, 보편적 생명 현상인 수면에 문제가 생기면 어떻게 될까요? 전구가 발명되고 현대 문명이 발전하면서 확실히 사람들의 수면에 문제가 생기기 시작했습니다. 잠을 자는 시간이 줄어들고 수면의 질도 더 나빠졌습니다. 그뿐만 아니라 현대사회는 개인 각각이 가진 생체 리듬과는 거리가 있는 생활방식을 강제하기도 합니다. 정해진 시각까지 학교나 직장에 가야 하고 또 밤낮이 바뀌는 환경에서 일하기도 해야 합니다. 물론 수면 문제가 이런 이유 때문에 생기는 것만은 아니지만 현대사회가 되면서 다양한 방식으로 수면 문제가 드러난 것은 부정할 수 없는 사실입니다.

잠만큼 중요한 것은 없다

미국의 전설적 권투선수인 조지 포먼은 만약 학교가 오후 네 시에 시작되었더라면, 자기는 대학을 졸업했을 것이라는 이야기를 한 적이 있습니다. 권투선수로 세계적 명성을 날린 사람에게 대학 졸업이 무슨 대수일까 싶지만, 포먼의 말은 우리에게 여러 생각할 거리를 줍니다. 가난한 동네에서 태어나 문제아로 살면서 만날 싸우고 경찰에 쫓기는 삶이 일상이었던 그는 열일곱에 학교를 자퇴하고 말았습니다. 왠지 아침 일찍 학교에 등교해 책상에서 졸고 있는 포먼의 모습이 상상이 됩니다.

하지만 이런 모습은 우리 학생들의 교실에서도 자주 볼 수 있습니다. 제가 일하는 수면클리닉에는 수면에 문제가 있는 다양한 환자들이 찾아옵니다. 그중 열일곱 살 고등학교 2학년 A학생의 이야기를 한번 해보겠습니다.

A학생은 아침에 제 시간에 일어나 밥을 먹고 학교에 가는 것이 너무나 힘들었습니다. 무거운 몸을 간신히 일으켜 학교에 가도 오전 내내 책상에 엎어져 자는 일이 반복되었습니다. 학교에 제 시간에 등교하기 위해 밤에 일찍 잠자리에 들어도 새벽 4~5시까지 통잠이 오지 않아 괴로운 나날의 연속이었습니다. 중학교까지는 성

적이 매우 좋은 편이었던 A학생은 결국 학교를 자퇴할 수밖에 없었습니다.

잠 때문에 학교까지 자퇴를 하다니 조금은 극단적인 사례라고 생각하실지도 모르겠습니다. 하지만, A학생처럼 수면클리닉을 찾아오는 환자들에게 잠은 단순히 몇 시간 더 자고 덜 자고의 문제 혹은 얼마든지 줄이고 다른 때 자면 되는 그런 예사로운 문제가 아닙니다.

한 가지 사례를 더 들어보겠습니다. 예순다섯의 여성 B씨는 2년 전부터 특별한 이유 없이 잠을 잘 못 자기 시작하였습니다. 잠을 잘 못 자면서부터 낮 동안 속이 매스꺼워졌고 불안 초조가 생겼습니다. 또한 잠을 제대로 못 자는 날은 온몸에 통증이 느껴져 낮에는 아무것도 하지 못했습니다. 이런 나날이 지속되면서 치매가 걸릴 것 같아 더욱 불안해지고 우울감도 늘어나 살맛이 안 난다고 호소합니다.

이 환자의 사례처럼 잠은 낮 동안의 신체적 문제 그리고 결국에는 삶의 질에도 심각한 영향을 줍니다. 잠은 학업이나 직장을 그만두게 만들기도 하고, 각종 신체적 통증이나 증상을 일으켜 B씨 말마따나 '살맛'이 나지 않게 하는 원인이 되기도 합니다.

각종 연구 결과를 보면 이 분들 이야기가 전혀 허황된 것만은 아니라는 점을 알 수 있습니다. 수면 문제는 15개 주요 사망원인 중 7위를 차지하였고, 양질의 수면은 삶의 질을 결정하는 데 가장 중요한 요인으로 나타났습니다. 잠은 결코 사소한 문제가 아니라 개인의 건강과 웰빙에 있어 가장 중요한 요인 중 하나입니다.

세계에서 가장 적게 자는 나라?

수면장애 환자를 진료하고 잠과 관련한 연구를 한 지 오래되었습니다만, 요즘은 체감하기에도 잠과 관련한 문제로 내원하시는 분들이 늘었습니다. 이는 우리나라 사람들 중 불면장애, 수면무호흡, 하지불안증후군 등 수면장애 환자가 매년 8퍼센트씩 증가했다는 통계가 뒷받침합니다. 우리나라에서 2014년 41만 명이었던 수면장애 환자 수는 4년 후인 2018년 57만 명으로 늘었습니다.

수면 문제를 겪고 있는 사람들이 많다는 이야기는 우리나라 사람들의 평소 수면 건강이 좋지 않다는 이야기이기도 합니다. 혹시 여러분은 세계에서 수면 건강이 가장 좋지 않은 나라는 어디라고 생각하나요? 몇 년 전인 2016년 국제보건기구(WHO)에서 발표한 국가별 수면 시간에 대한 자료를 한번 보겠습니다(〈그림 1-1〉). 여기서 나온 데이터는 각 나라에서 개별적으로 시행한 15~64세 연령의 남녀 수면조사 자료를 집계하여 발표한 것으로 조사 시기와 방법이 다르긴 하지만 나라별 국민들의 수면 시간에 대한 대략적인 경향을 알 수 있습니다. 자료를 보면 충격적이게도 OECD 국가 중에서 대한민국이 가장 적게 자는 것으로 나타났습니다.

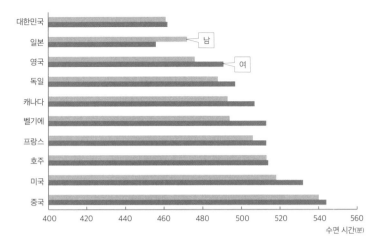

그림 1-1   OECD 국가별 수면 시간 비교

　　다들 예상하셨는지도 모르겠습니다. 자료를 보면 우리나라 사람들의 수면 시간은 약 460분으로 조사대상국 중 가장 많이 자는 중국에 비해 대략 100분 그러니까 1시간 반 정도 적게 잡니다.

　　세계인들을 대상으로 한 위의 자료 이외에 한국인들을 대상으로 한 다른 자료도 비슷한 결과를 보여줍니다. 우리나라 통계청에서는 1999년부터 매 5년마다 국민들의 시간 사용 실태 조사를 실시합니다. 가장 최근에는 2019년도에 조사를 했는데, 약 26000여 명을 대상으로 하였습니다. 이 조사를 보면 우리나라 사람들의 평균 수면 시간은 7시간 22분이었습니다. 적정 수면 시간으로 알려진 7~9시간을 자는 비율은 반에도 못 미치는 47퍼센트 정도였습니다. 6시간 미만의 수면 시간은 16.4퍼센트, 7시간 미만은 44.4퍼

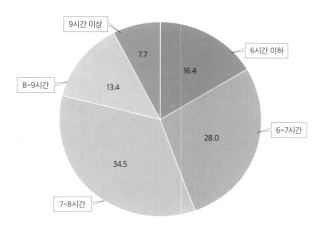

그림 1-2　**한국인의 수면 시간 분포**(퍼센트)

센트나 되었습니다. 또한 지나치게 많이 자는 것도 건강에 좋지 않은 수면인데 이 경우도 7.7퍼센트였습니다.

　요일별로는 어떨까요? 학교생활과 직장 업무를 하는 평일과 휴식을 취하는 주말의 수면 시간은 얼마나 다를까요? 우리나라 사람들은 평일에는 7시간 9분, 토요일에는 8시간 35분, 그리고 일요일에는 7시간 23분을 잤습니다. 이렇게 요일별로 자는 시간을 조사하는 이유는 사회적 시차를 볼 수 있기 때문입니다. 평일과 토요일 수면 시간 차이를 '사회적 시차'라고 하는데, 이 사회적 시차가 1시간 24분이나 된다는 것은 평일에 그만큼 수면 시간이 부족하다는 것을 의미합니다.

　한편 우리나라 사람들의 취심 시각과 기상 시각을 보면, 오후

표 1-1   한국인의 취침 및 기상 시각

	10대	20대	30대	40대	50대	60대	70대
취침 시각	0:12	0:36	23:54	23:42	23:50	23:18	23:06
기상 시각	8:06	8:30	7:27	6:59	6:33	6:12	6:07

11시 30분에 취침하여 오전 7시 48분에 기상했습니다. 이를 보면 기상 시각은 대체로 괜찮은 편이나, 취침 시각이 늦어져서 수면 시간이 적은 것으로 이해할 수 있습니다. 특히, 10대 및 20대의 다수는 밤 12시 이후에 취침을 했습니다. 10대는 주로 학업을 하느라, 20대는 비교적 자유스러운 대학생활이나 사회생활을 하면서 늦게까지 놀거나 활동하면서 시간을 보내는 것이 주된 이유가 아닐까 합니다.

우리나라 사람들은 수면 시간도 다른 나라에 비해 적지만 수면 만족도와 질적인 측면도 썩 좋지는 않습니다. 우리나라를 포함한 13개국 성인 13000명을 대상으로 실시한 글로벌 수면조사에서 우리나라는 '충분한 수면을 취하고 있다'고 응답한 비율이 35퍼센트로 13개국 중에서 가장 적었습니다. 13개국 평균은 58퍼센트였습니다. 그뿐만 아니라 '수면에 대해 만족한다'라고 답한 응답자는 41퍼센트, '수면 후 개운함을 느낀다'라고 응답한 비율은 29퍼센트로 13개국 평균인 59퍼센트의 절반 정도밖에 되지 않았습니다. 이 조사를 보면 한국인은 경제적 수준이 비슷한 다른 나라에 비해 수면 시간이 부족하고, 수면에 대한 만족도도 매우 낮은 것을 알 수 있습니다.

다행스러운 일

저와 함께 몇 명의 연구자들이 2004년부터 2019년까지 5년마다 진행된 한국인 생활시간조사(Time Use Survey) 데이터를 가지고 수면 시간의 경향을 분석한 적이 있습니다. 지난 15년간 수면 시간의 추이를 보니, 다행히도 점차적으로 수면 시간이 증가하는 경향을 보였습니다. 2004년 6시간 51분이었던 평균 수면 시간은 2019년 7시간 15분으로 대략 24분 정도 증가했습니다. 또한 6시간 미만의 수면 시간은 줄고, 9시간 이상의 수면 시간은 늘어나는 추세였습니다. 무엇보다도, 2009년 이후부터 7시간 이상 수면을 하는 한국인이 전체 인구의 절반을 넘어섰습니다. 요일별로 살펴봐도 주중이나 주말이나 지속적으로 수면 시간이 증가하는 경향을 보였는데, 주중보다는 주말, 특히 토요일의 수면 시간이 좀 더 뚜렷이 증가하는 경향이었습니다.

선진국의 경우, 보통 남성보다는 여성의 수면 시간이 좀 더 많은 편인데 우리나라에서는 30대를 제외하고는 남녀 간 수면 시간의 차이가 보이지 않았습니다. 취침 및 기상 패턴을 보면, 취침 시각은 밤 12시 근처로 전혀 변화가 없는 데 반해 아침에 일어나는

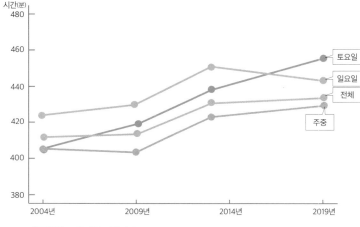

시간(분)

그림 1-3　　**한국인의 수면 시간 변화 추이**

시각은 30분 정도 늦춰진 것이 수면 시간이 늘어난 주요 요인으로 생각됩니다.

　이러한 결과는 최근 근로시간 단축 법제화(2012년 토요일 휴업, 2018년 주 52시간 근무제 시행), 경제적 수준의 향상, 워라밸을 중요시하는 사회적 문화의 변화가 수면 시간 증가 추세를 반영한 것으로 보입니다. 그러나 10대를 포함한 대다수의 국민은 자정이 다되어 잠자리에 드는 경향이라, 좀 더 일찍 자는 문화가 정착되어야겠습니다.

　다른 나라의 수면 시간 추세는 어떨까요? 2003년부터 2016년

표 1-2　　**한국인의 연도별 취침 및 기상 시각의 변화**

연도	2004	2009	2014	2019
취침	23:58	23:59	23:59	23:57
기상	6:38	6:14	7:07	7:08

까지 미국인 18만 명 이상을 대상으로 조사한 생활시간 서베이 발표 자료를 보면, 13년 동안 수면 시간은 평일에는 연간 1.4분, 휴일에는 연간 0.8분씩 지속적으로 증가하는 경향을 보였습니다. 미국도 우리나라와 마찬가지로, 6시간 미만과 9시간 이상 수면 시간대가 증가하는 양상이었습니다. 취침 및 기상 시각의 추이를 보면, 우리나라와 달리 평일과 휴일 모두에서 취침 시각이 빨라지면서 전체적인 수면 시간의 증가가 이루어진 것으로 나타나 바람직한 방향으로 수면 시간이 길어졌습니다.

최근 영국에서 발표한 연구에서도 지난 40여 년간 수면 시간이 증가했음을 알 수 있습니다. 영국에서 1974년도에 조사한 자료와 비슷한 방법으로 2015년도에 조사한 수면일기를 비교했을 때 약 43분 정도의 수면 시간이 증가한 것입니다. 영국에서는 잠드는 시각이 30분 정도 빨라졌고, 아침 기상 시각은 15분 정도 늘어져 미국과 비슷한 패턴이었습니다.

우리나라를 비롯해 여러 나라의 수면 시간이 긍정적 방향으로 늘어난 것은 수면장애 환자가 늘어가는 상황에서 그나마 다행스러운 일입니다.

단 하루만 못 자도 문제가 바로 나타나는 잠

사람들이 수면에 대해 이렇게까지 관심을 가지는 이유는 무엇이며, 잠은 왜 이렇게 우리 삶에서 중요한 위치를 차지하는 것일까요? 그 이유야 여러 가지가 있겠습니다만, 추려서 정리하면 이렇습니다.

먼저, 수면은 누구나 예외 없이 매일 경험하는 일상이기 때문입니다. 우리는 하루 중 가장 많은 시간을 잠을 자는 데 보냅니다. 그것도 매일매일 반복적으로 잠을 자는 데 시간을 씁니다. 사람은 대략 인생의 3분의 1을 잠을 자는 데 시간을 보내는데, 이는 다른 어떤 활동보다 많은 시간을 잠에 투자한다는 의미입니다. 운동은 며칠 걸러도 되고, 식사도 몇 끼니를 거르거나 간헐적 단식을 할 수도 있습니다. 하지만 잠은 단 하루만 적게 자도 즉각적인 문제를 일으킵니다.

또한 수면은 연령대를 막론하고 영향을 미칩니다. 갓난아기부터 할머니 할아버지까지 잠에 문제가 생기면 연령대에 특징적인 영향을 미치는 것입니다. 소아기의 수면 문제는 뇌 발달 및 신체의 성장에, 청소년기에는 인지 기능, 자살사고, 정서장애에, 중년 이후에는 각종 만성질환의 위험 요인으로 작용합니다. 수면은 고혈압, 당뇨처럼 특정 연령대에만 영향을 미치는 것이 아닙니다.

셋째, 수면은 신체의 모든 기관 및 기능과 연결되어 있어, 수면에 문제가 발생하면 다양하고 전신적인 이상이 발생할 수 있습니다. 수면이 부족하거나, 수면장애가 있는 경우에 신체적, 정신적 그리고 인지적 건강에 문제가 발생합니다.

넷째, 수면은 가정, 학교나 일자리, 기후변화, 문화, 종교, 지리, 과학기술 등 다양한 사회적·환경적 요인에 영향을 받습니다. 수면 문제는 졸음운전 사고나 산업현장 사고의 중요한 원인 중 하나로 사회 안전망과 연결되는 특성을 가지고 있습니다. 이런 이유로 미국에서는 **수면 문제를 전염병이나 공해와 같은 공공보건의 문제라고 선언**한 바 있습니다. 수면은 개인의 문제를 넘어 사회, 더 나아가 국가적 차원의 문제이기 때문에 더욱 중요합니다.

마지막으로, 수면 문제는 비교적 쉽게 진단할 수 있고 관리 및 치료가 가능하며, 평소에 적절히 관리하면 다양한 질환을 예방할 수 있습니다. 따라서 건강관리에서 수면은 항상 중요하게 다루어져야 합니다.

당신의 수면은 건강한가요?

인간은 누구나 잠을 자도록 생물학적으로 설계되어 있습니다. 말하자면 잠은 특별한 노력을 기울이지 않아도 저절로 작동하는 생체 기능인 것이죠. 때가 되면 배가 고프듯, 때가 되면 잠을 자고 싶어지고 그래서 잠을 자는 것이 정상입니다. 잠을 잘 잔다는 것은 건강하다는 것을 의미합니다. 신체는 건강한데 잠을 잘 못 잔다고 호소하는 사람은 실제로는 건강하지 못한 것입니다. 다시 말하면, **수면에 문제가 있다는 것은 건강하지 못하다는 신호**입니다.

흔히들 건강을 잘 유지하기 위해서는 잘 먹고, 열심히 운동하면 된다고 이야기합니다. 저는 여기에 덧붙여 수면이 건강 유지에 필수조건이라고 이야기하고 싶습니다. 잠을 충분히 자지 못하거나, 양질의 수면을 취하지 못하면, 아침에 일어나기 힘들고, 낮에 졸리고 무기력해지며, 집중도가 떨어지고 기분도 저하됩니다. 다이어트나 운동과 달리 단 하루 이틀만 제대로 못 자도 바로 효과가 나타나는 것이 수면입니다. 다시 말해, 수면이 좋지 않으면 건강한 삶을 유지할 수 없습니다. **수면은 식이, 운동과 함께 건강의 필수 3요소입니다.**

그렇다면 수면 건강은 무엇이며, 건강한 수면이란 어떤 상태를 말할까요? 비교적 최근에 등장한 개념인 수면 건강은 건강 개념과 같이, 단지 수면장애가 없는 상태만을 의미하지 않습니다. **수면장애가 없으면서 동시에 신체적, 정신적, 인지적 안녕 상태가 유지되어야 하고, 더 나아가 개인뿐만 아니라 사회적, 환경적 요구에 부합할 수 있는 상태를 건강한 수면**이라 할 수 있습니다.

건강한 수면은 적절한 수면 시간(수면의 양적인 측면), 쉽게 잠들고 도중에 깨지 않으며 아침에 개운함을 느낄 정도의 양질의 수면(수면의 질적인 측면), 그리고 사회 활동과 차이가 나지 않는 수면-각성 주기(일주기리듬, 수면의 타이밍), 이 3가지가 모두 정상적이어야 합니다.

여러분의 수면은 어떤가요? 건강하다고 생각하나요?

여기서 간단한 수면 건강 자가 평가 도구를 소개합니다. 수면의 규칙성, 만족도, 낮에 졸리지 않고 각성이 잘 유지되는 정도, 수

표 1-3   수면 건강 평가 도구

항목	질문	점수 (0~5점)
규칙성	당신의 수면 습관은 규칙적인가?	
수면에 대한 만족도	당신의 수면에 만족하는가?	
주간의 각성 정도	낮에 졸지 않고 깨어 있을 수 있는가?	
수면-각성 주기	새벽 2~4시 사이에 잠들어 있는가?	
수면 효율	밤에 30분 미만으로 깨어 있는가?*	
수면 시간	하루에 6~8시간 잠을 자는가?	

* 잠드는 데까지 걸리는 시간과 잠에서 도중에 깨는 시간을 합한 시간

면-각성 주기의 적절한 타이밍, 수면의 효율 그리고 적정한 수면 시간, 이 여섯 가지 항목을 간단하게 점검하여 전반적인 수면 건강 정도를 평가할 수 있는 도구입니다.

스스로 평가하기에 매우 좋지 않으면 0점을, 매우 좋다고 생각하면 5점을 주는 식으로 진행하면 됩니다. 총 30점 만점에서 20점 이상이면 수면 건강이 양호하다는 의미이고, 10점 미만이면 불량, 10점 이상 20점 미만이면 주의 상태입니다. 이 자가 평가에서 자신의 수면 건강 점수가 20점 미만이라면 주의를 기울여 이 책을 읽어보기 바랍니다.

2장

잠에 관한 몇 가지 이야기

잠이란 졸려서 자는 현상이다.

월리엄 디멘트

잠이란 무엇인가

잠은 무엇일까요? 잠을 한마디로 정의하기란 쉽지가 않습니다. 사람이라면 누구나 매일 잠을 자는 데 그 잠을 정의하기가 쉽지 않다니 좀 의외입니다. 여기서 고대 사람들의 잠에 대한 생각은 뭔가 우리에게 실마리를 줍니다.

우리가 익히 알고 있는 그리스로마 신화를 한번 보겠습니다. 여러분도 잘 아시겠지만 그리스 신화에서 잠의 신은 히프노스 (Hypnos)입니다. 히프노스는 어둠의 신인 아버지 에레보스(Erebus)와 밤의 신인 어머니 닉스(Nyx) 사이에서 태어났습니다. 왠지 잠의 신의 출생에 걸맞은 부모님인 것 같습니다.

신화에 따르면 히프노스는 햇빛이 전혀 들지 않는 지하의 세계인 하데스(Hades)의 동굴에 살면서 동굴 입구에 양귀비를 재배했다고 합니다. 그러면서 사람들을 깊게 잠들게 하고 고통으로부터 벗어나게 해주었습니다.

재미있는 점은 히프노스의 쌍둥이 형입니다. 형은 바로 죽음의 신인 타나토스(Thanatos)였습니다. 타나토스는 사람들이 잠 들었을 때 평화롭게 죽는 것을 도와주는 일을 맡았습니다. 잠과 죽음의 신이 형제라니 뭔가 대단히 상징적인 의미가 있는 것 같습니다. 이렇게 볼 때 고대 사람들은 잠을 자는 상태를 아무것도 하지 않는 죽음과 같은 상태라고 생각했던 것 같습니다.

그리스 신화를 통해 엿볼 수 있는 고대 사람들의 잠에 관한 생각은 현대의 의학자들이 보는 잠에 대한 견해와 어느 정도 통합니다. 수면의학의 선구자인 윌리엄 디멘트(William C. Dement) 교수의 수면에 관한 정의를 한번 보겠습니다.

'개체의 반응성이 떨어져서 주변 환경으로부터 격리되는 조용한 상태가 가역적으로 유지되는 신경학적 상태.'

말이 좀 어려운데, 사실 풀어서 이야기하면 누구나 잘 이해할 수 있습니다. 먼저 잠의 행동학적 특징을 알아보면서 좀 더 자세하게 이야기해보겠습니다.

일단 잠이 오면 눈이 감기고 사고가 서서히 느려지며 외부에 대한 반응이 줄어듭니다. 잠이 깊어질수록 의식은 무의식에 가까

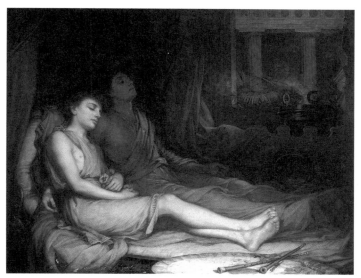

그림 2-1　〈히프노스와 타나토스〉, 존 윌리엄 워터하우스. 잠의 신 히프노스는 흰 피부인데 반해, 죽음의 신 타나토스는 검은 피부이다. 히프노스의 손에 양귀비꽃이 들려 있는 게 인상적이다. 아편을 만드는 재료인 양귀비를 들고 있는 히프노스는 잠을 잘 자면 통증이 치유된다는 의미를 담고 있는 것으로 보인다.

운 상태가 됩니다. 겉으로는 혼수상태와 비슷하게 보입니다만, 강한 자극을 주면 깰 수 있으며 또한 다 자고 나면 저절로 깬다는 점에서 혼수상태와는 다릅니다(이것이 디멘트 교수가 말한 가역적 상태입니다).

수면 중에는 외부의 공격에 무방비 상태로 노출될 수밖에 없습니다. 그래서 모든 동물들은 잠을 잘 때 안전한 장소에서 잠을 자려고 합니다. 수면 중에는 온 몸에 힘이 풀리면서 서 있을 수 없게 되고, 목적성이 있는 움직임이 없어집니다. 모든 근육에 힘이 풀리므로, 사람은 서서는 잘 수 없고 눕거나 어딘가에 기대어 잠을 잘 수밖에 없습니다.

또 다른 특징은 일정한 시간대에 잔다는 것입니다. 그러니까 아무 때나 잠을 자지 않는다는 뜻입니다. 사람은 아침에 해가 뜰 때 깨서, 저녁에 해가 지고 밤이 깊어지면 잠을 잡니다. 이렇게 대략 16시간 깨어 있고, 8시간 잠을 자는데요, 이런 수면-각성 주기는 24시간 간격으로 반복됩니다. 지구의 자전주기에 따르는 수면-각성 주기 패턴은 모든 동물에서 존재하며, 이는 먹이를 구하고 몸의 안전한 보존을 위해서 반드시 필요한 생존 기능입니다.

사람과는 다른 동물들의 수면 패턴

여기서 잠시 동물들은 어떤 특징을 보이는지 한번 보겠습니다. 앞서 동물들 역시 수면에서 지구의 자전주기를 따른다고 했는데요,

그럼 모든 동물이 인간과 비슷한 수면 특징을 가지고 있는 것일까요? 그렇지만은 않습니다. 동물들은 사람과는 다른 다양한 수면 패턴을 가지고 있습니다. 동물의 수면 시간은 생활환경, 식성, 체질, 뇌 구조 등에 따라 달라지며, 이들 각 동물의 생존 전략과 관련이 있습니다.

수면 시간이 긴 동물은 에너지를 절약하고 효율적으로 사용하는 방법을 선택합니다. 반면 수면 시간이 짧은 동물은 늘 경계하고 활동적인 방법을 선택합니다. 이렇게 다양한 수면 시간을 가진 동물들은 자신들에게 가장 적합한 생활 패턴을 찾아가면서 자연의 균형을 이루고 있습니다. 일반적으로 육식동물은 초식동물보다 수면 시간이 길고, 몸집이 작은 동물은 큰 동물보다 수면 시간이 길다고 합니다.

몇몇 동물들의 수면 시간을 한번 보겠습니다. 사람은 하루에 대략 8시간을 잡니다만, 2시간 정도밖에 자지 않는 동물도 있습니다. 바로 기린입니다. 기린은 커다란 몸집과 긴 목을 유지하기 위해 많은 양의 식물을 먹어야 합니다. 또한 포식자로부터 자신과 새끼를 지키기 위해 항상 경계해야 합니다. 그래서 잠을 자는 시간이 적습니다.

기린처럼 잠을 적게 자는 동물도 있지만, 하루 중 12~16시간 정도를 자는 동물도 있습니다. 요즘 가정에서 많이 키우고 있는 고양이입니다. 고양이는 육식동물로서 사냥을 하기 위해 강한 근육과 민첩한 반사신경을 필요로 합니다. 잠을 자는 시간은 이렇게 쓴 근육을 회복하고 에너지를 충전하는 시간입니다.

이외에도 좀 색다르게 자는 동물이 있습니다. 돌고래가 그 주인공입니다. 물속에 사는 돌고래는 반구수면을 하는데요, 반구수면이란 뇌의 한쪽 반구가 잠을 자고 다른 반구가 깨어 있는 상태를 말합니다. 돌고래는 물속에서 호흡하기 위해 수면 위로 올라와야 합니다. 그래서 반구수면을 통해 호흡과 운동을 통제하면서도 휴식을 취합니다.

사람과 동물의 수면 패턴, 시간 그리고 행동학적 특징은 비슷하면서도 또 약간씩 다릅니다. 그럼에도 잠을 자는 시간은 행동학적으로 깨어 있을 때와는 다르다는 특징이 있습니다.

잠잘 때 우리 몸에서 일어나는 현상들

어떤 사람이 잠을 자는지 깨어 있는지는 표정과 자세로 쉽게 알 수 있습니다. 또한, 얼마나 깊이 자는지는 부르거나 깨울 때 반응하는 정도를 보고 평가할 수 있습니다. 하지만 상대방이 자는 척한다면 정확히 알 수 있을까요? 분명히 조는 것 같은데 부르면 안 졸았다고 우기는 사람이 있습니다. 불면증 환자 중에는 실제로 상당 시간을 잤는데도 한숨도 못 잤다고 느끼는(혹은 주장하는) 사람들도 많습니다. 토끼는 자는 동안 눈을 뜨고 있으며, 소는 자면서 되새김질을 하고, 말은 선 채로 잡니다.

이런 것을 보면 사람이나 동물이나 수면을 객관적으로 평가하기에는 행동 관찰만으로는 부족합니다. 그리하여 잠의 생리적 특성을 살펴보는 것입니다.

잠을 잘 때는 깨어 있을 때와는 확연히 다른 생리적인 특징을 보입니다. 우선 체온이 떨어지고, 혈압, 맥박 및 호흡수의 변화가 나타납니다. 수면이 시작되면 밤을 알리는 멜라토닌이 서서히 증가하고 성장호르몬이 강하게 분출되죠. 그뿐만 아니라 스트레스 호르몬인 코르티솔의 분비가 감소하면서 전반적으로 심신이 이완되는 상태가 유지됩니다. 뇌파의 변화도 나타나는데 뇌파는 점차 느려지기도 하다가 어떤 때는 다시 빨라지기도 하면서 역동적인 변화를 보입니다.

이렇게 잠을 자는 동안의 다양한 생리적 변화를 살펴볼 수 있는 검사가 수면다원검사입니다. 수면다원검사는 수면 중 뇌 활동 및 이와 연관된 생리 활동을 자세히 관찰할 수 있는 방법인데요, 보통은 임상적으로 수면장애를 진단하는 데 사용됩니다. 수면클리닉에 가면 보통 하는 검사죠. 수면다원검사는 뇌의 활성을 보는 뇌파를 비롯하여, 근전도, 안전도, 심전도 등의 생체신호를 기록하여 수면 상태를 종합적으로 판단합니다.

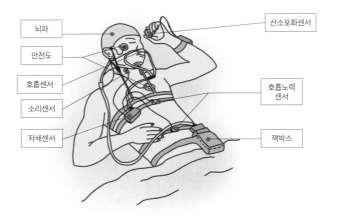

뇌파
안전도
호흡센서
소리센서
자세센서
산소포화센서
호흡노력센서
잭박스

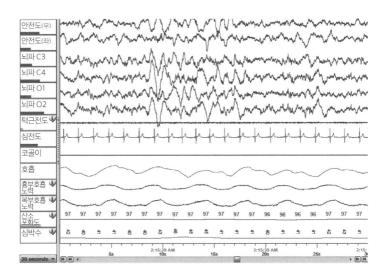

안전도(우)
안전도(좌)
뇌파 C3
뇌파 C4
뇌파 O1
뇌파 O2
턱근전도
심전도
코골이
호흡
흉부호흡노력
복부호흡노력
산소포화도
심박수

97 97 97 97 97 97 97 97 97 97 97 97 97 96 96 96 96 97 97 97

30 seconds

5s   2:15:29 AM   16s   2:15:39 AM   26s   2:15:

그림 2-2   수면다원검사는 수면 중 뇌 및 신체의 생리 활동을 기록하여 수면을 평가하는 가장 정확한 검사이다. 생체신호로는 뇌파, 안전도, 근전도, 호흡, 심전도 및 산소포화도 등이 기록되고, 또 비디오로 움직임도 자세히 기록된다. 수면다원검사는 이런 생체신호들의 시간에 따른 변화를 그래프 형식으로 보여준다.

잠의 구조

사람들은 보통 잠이 들면 간밤에 자신이 어떻게 자는지 잘 알지 못합니다. 자면서 코를 심하게 골다가 잠시 잠에서 깨거나 혹은 꿈을 꾸다가 깨어나는 상황일 때는 자기가 어떻게 자는지 어렴풋하게나마 느끼지만, 대체로는 잘 알지도 못할 뿐만 아니라 기억하기도 힘듭니다. 하지만 수면다원검사를 통해 자는 사람의 상태를 보면 잠잘 때의 버릇이라든지 행동 그리고 생리적 상태까지도 자세하게 알 수 있습니다.

수면다원검사를 통해 잠자는 것을 분석하면 수면이 하나의 상태가 아니라는 것을 알 수 있습니다. 우리가 잠이 들어 아침에 눈을 뜨기까지 수면은 비렘수면과 렘수면이 주기를 가지고 여러 단

표 2-1   수면 및 각성 상태의 뇌파 및 생리 상태의 변화

의식상태	각성	비렘수면 (얕은 수면)	비렘수면 (깊은 수면)	렘수면
수면단계	W	N1, N2	N3	R
뇌파	알파, 베타파	세타파, 수면방추, K복합체	델타파	세타, 알파파
안구운동	빠른 안구운동	느린 안구운동	안구운동 없음	빠른 안구운동
근긴장도	높음	약간 감소	많이 감소	완전 감소
정신상태	정상	많이 감소	거의 없음	꿈 활동
수면 중 비율	5퍼센트 이내	55퍼센트	15퍼센트	25퍼센트

계를 거쳐 가며 진행됩니다.

　스마트워치나 수면 앱을 써본 분들이라면 렘수면과 비렘수면이 들쭉날쭉한 그래프로 표현된 것을 보았을 것입니다. 이후 다시 상세하게 이야기하겠지만, 잠시 렘수면을 설명하면, 렘수면은 빠른 안구 운동(rapid eye movement, REM)을 보이는 수면단계로 뇌파는 빠르게 진동하고 근육이 마비되어 움직일 수 없으며 생생한 꿈 활동을 보이는 시기입니다.

　비렘수면은 렘수면의 특징이 보이지 않는 수면단계로 느린 뇌파가 나오는 시기입니다. 느린 뇌파가 나오는 정도에 따라 1단계에서부터 3단계까지로 구분하는데요, 1단계는 이제 막 잠이 드는 얕은 잠의 단계이고, 3단계는 아주 깊은 수면 상태입니다. 성인은 보통 전체 수면 시간의 약 4분의 1가량은 렘수면이 나타나고, 나머지인 4분의 3은 비렘수면이 차지합니다.

비렘수면의 여러 단계

우리가 깨어 있을 때와 잠들어 있을 때의 의식 상태는 뇌에서 조절하는데요, 뇌의 활성 상태는 바로 뇌파를 통해서 알 수 있습니다. 뇌파는 깨어 있을 때와 수면 상태에서 차이를 보일 뿐만 아니라 수면 중에도 차이를 보입니다. 그러면 수면 중 뇌파의 변화를 살펴보도록 하겠습니다.

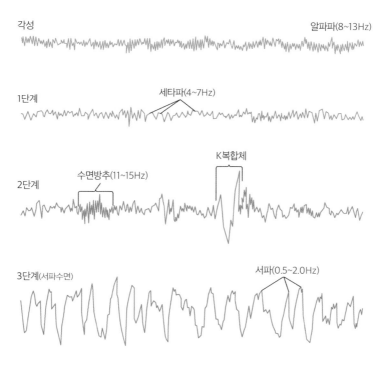

그림 2-3 **비렘수면 상태**(얕은 수면에서 깊은 수면으로 가는)**의 뇌파 파형 변화**

우리가 깨어 있으면서 활발히 정신 활동을 할 때 뇌파는 빠른 베타파(13~30Hz)가 나타납니다. 그리고 심신이 안정된 각성 상태에서 눈을 감고 있으면 뇌의 후두부에서 8~13Hz의 알파파가 우세하게 나타납니다. 〈그림 2-3〉의 맨 위가 각성 상태의 뇌파입니다. 졸리면서 잠이 오기 시작하면, 알파파는 좀 느려지다가 없어지면서 알파파보다 느린 세타파(4~8Hz)로 변하게 되죠. 이때는 외부의 소리나 자극에 대한 반응이 약간은 떨어지나, 대개 말소리도 알아들을 수 있고 부분적으로 기억도 가능합니다. 조금만 큰 소리가 나거나 가볍게 흔들면 곧 깨어나죠. 이 상태가 비렘수면 1단계인 N1단계로 얕은 잠 단계입니다. 우리가 낮에 꾸벅꾸벅 졸거나, 밤에 자려고 누워서 잠을 청할 때 본격적으로 잠이 들기 전의 의식 상태가 바로 이 단계입니다.

이런 상태에서 잠을 깨우는 자극이 없고 잠이 지속되면 뇌파에서는 세타파 배경에 간헐적인 수면방추와 K복합체가 출현하고, 외부의 소리나 자극에 대한 반응이 많이 감소합니다. 이때가 실질적으로 본격적인 잠을 자는 상태인 N2 단계이며, 수면 시간 중 가장 많은 부분을 차지합니다. 여기서 조금 어려운 용어들이 나오는데요. 간단하게 설명하면 이렇습니다.

K복합체는 아주 큰 음극파와 이에 뒤 따라오는 양극파가 합쳐져서 보이는 이상성의 파형으로, 수면 중에 외부에서 들어오는 자극에 반응하여 나타납니다. 이 파형이 나타나면 대뇌피질은 강하

게 억제되어 수면을 유지하게 하는 역할을 하고, 억제신호가 시상에 전달되어 수면방추를 생성하게 만듭니다. 〈그림 2-3〉의 2단계에서 뇌파의 진동 파형이 마치 실이 감긴 가락처럼 가운데는 불룩하고 양 끝은 가느다란 모습을 볼 수 있는데요. 이것이 바로 수면방추(sleep spindles)입니다. 이때는 10~15Hz의 뇌파 진동이 2초 이내로 짧게 간헐적으로 나타납니다. 수면방추는 시상에서 만들어지며, 수면 중 외부에서 시상으로 들어오는 모든 입력 신호를 차단하여 본격적으로 깊은 잠을 잘 준비를 하는 역할을 하고, 기억을 강화시키는 기능을 합니다. K복합체와 수면방추가 나타난다는 것은 수면이 비렘수면 2단계가 되었음을 알려주는 신호입니다.

이렇게 본격적으로 깊은 잠으로 들어서는 N2 단계가 진행되면 뇌파는 점점 더 느려지고 진폭이 커집니다. 그리고 고진폭의 느린 델타파(2Hz 미만)가 간헐적으로 나타나다가 점차 많아지면 아주 깊은 잠 상태에 도달합니다(N3 단계 또는 서파수면 단계입니다). 이때는 아주 큰 소리나 강한 자극을 주어야 겨우 깰 수 있습니다. 이른바 '업어 가도 모른다'는 상태가 바로 N3 단계인 것이죠.

렘수면

잠자리에 들어서 설핏 잠이 드는 단계를 지나 업어 가도 모르는 깊은 잠의 단계를 어느 정도 지나면 다시 뇌파가 조금씩 빨라지면서 얕은 잠의 상태로 올라옵니다. 그러다 뇌파가 갑자기 각성 상태와 비슷한 정도로 빨라지고 눈동자가 휙휙 움직이는 단계에 이릅니다. 바로 빠른 안구 운동이 일어나는 렘수면 단계에 도달한 것입니다(R단계). 이때 깨워보면 대부분의 사람들이 꿈을 꾸었다고 대답합니다. 그래서 렘수면을 꿈수면이라고도 합니다.

우리는 꿈을 꿀 때 꿈 속에서 다양한 행동을 하지만 사실 겉보기에는 아무런 움직임을 보이지 않습니다. 왜냐하면 렘수면 상태에서는 근육이 일시적으로 마비되기 때문입니다. 렘수면은 뇌는 활발히 활동을 하지만 몸은 마비가 된 상태라 역설수면(paradoxical sleep)이라고도 합니다.

꿈 속에서 달리거나 날아다니거나 주먹질을 해도 실제 행동에서는 표현되지 않으니 그 얼마나 다행일까요! 만약 렘수면 중에 근육이 마비되지 않고 꿈 속 행동이 현실에서도 그대로 일어난다면 또 얼마나 당황스러울까요? 그런데 꿈 속 행동이 실제로 표현되는 수면장애가 있습니다. 바로 렘수면행동장애입니다. 이 수면장애는 꿈 속에서 한 행동이 그대로 실제로도 재현이 되어 같이 자는 사람이 다치는 경우가 종종 발생합니다.

저는 렘수면행동장애 하면 유명한 문학작품이 하나 떠오릅니다. 여러분도 잘 아시는 세르반테스의 『돈키호테』입니다. 돈키호테의 괴이한 행적을 두고 여러 사람들이 다양한 의견을 내놓는데

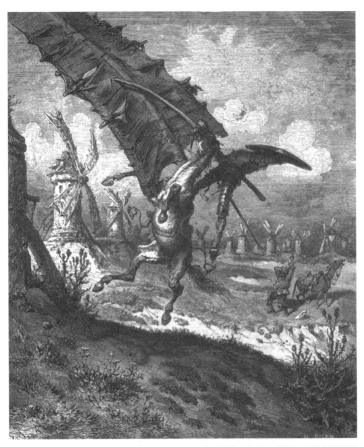

그림 2-4　〈풍차로 돌진하는 돈키호테〉(1863), 구스타브 도레. '한 손에 검을 쥐고 마치 적군과 싸우듯이 마구 휘두르는 와중에도 돈키호테의 눈은 계속 감겨 있었다. 왜냐하면 그는 계속 자는 중이었고 꿈 속에서 거인과 싸우고 있었기 때문이다.'

요, 수면의학적으로 보기에 렘수면행동장애가 아니었나 하는 생각입니다. 잠을 자는 돈키호테가 종종 꿈 속의 활극을 현실에서도 고스란히 재현하면서 풍차를 향해 돌진하는 모습은 렘수면행동장애와 비슷합니다.

렘수면행동장애는 비단 문학작품 속 이야기만은 아닙니다. 제가 일하는 수면클리닉에도 렘수면행동장애를 가진 분들이 찾아옵니다. 60대의 한 남성 환자는 밤마다 소리를 지르면서 과격한 행동을 하여 부인의 권유로 진료실을 찾아왔습니다. 사연을 들어보니, 꿈 속에서 누군가와 싸우면서 고함을 지르고 욕을 하면서 침대나 벽을 손이나 발로 치기도 한다고 합니다. 꿈의 내용은 주로 사람이나 동물에게 쫓기거나 싸우거나 하는 것이 가장 많았는데, 꿈 속에서 하는 행동이 그대로 외부로 표현되는 것이지요. 한번은 늑대가 달려들어서 도망을 치다가 벽에 심하게 부딪힌 적도 있고, 도랑을 건너려고 뛰었는데 현실에서 침대에서 떨어지기도 했습니다. 같이 자는 아내가 이런 꿈 행동 때문에 여러 차례 맞아 고통을 당한 적도 있어 더 이상 같이 잠을 잘 수 없게 되었다고 합니다.

이야기하다 보니 렘수면에 대해 부정적인 수면장애 이야기를 많이 하게 되었는데요, 여하튼 정상적인 경우 렘수면은 전체 수면의 25퍼센트를 차지하며, 꿈을 통해 우리의 감정을 조절하고, 창의적 사고에 매우 중요한 역할을 하는 수면입니다.

정상 수면의 주기와 생리적 변화

앞서 이야기했듯이 우리의 잠은 비렘수면과 렘수면을 왔다 갔다 하면서 이루어집니다. 정상적인 수면은 비렘수면(얕은 수면)으로 시작하여 비렘수면(깊은 수면), 렘수면, 비렘수면(얕은 수면), 비렘수면(깊은 수면)의 순서로 이뤄지는데, 이런 수면 주기가 잠자는 동안 교대로 나타납니다. 건강한 수면은 반드시 비렘수면으로 시작하고, 비렘수면-렘수면 주기(이를 초일주기라고 합니다)가 대략 90분 간격으로 4~5회 나타나면서 하룻밤의 수면을 마칩니다.

수면 건강이 좋은 사람들은 대부분 깊은 수면은 수면 초기에 집중되어 나타나고, 렘수면은 수면 후반부, 즉 새벽녘에 많이 분포되어 있습니다. 그러나 낮에 심하게 졸리는 기면병 환자의 경우 렘수면이 수면 초반부에 너무 일찍 나타나는 경우가 많고 이로 인해 전체적인 수면의 안정성이 망가져서 수면의 질이 좋지 않게 나타납니다.

비렘수면과 렘수면이 교대로 나타나는 이유는 수면 중의 체온 조절과 연관이 있습니다. 수면 초기의 비렘수면은 낮에 활발하게 활동하면서 올라가 있는 체온을 내려주고, 새벽에 긴 렘수면은 뇌가 활발히 활동하고 체온을 올리므로 뇌가 깨어날 준비를 하는 시기입니다.

이렇듯 수면 중에는 뇌파와 체온의 변화와 함께 혈압, 맥박, 대

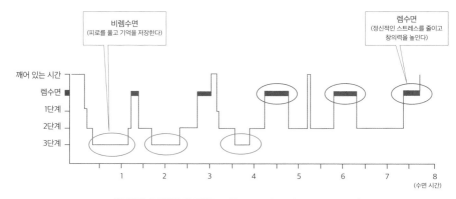

그림 2-5 하룻밤의 수면단계의 변화를 보여주는 수면도. 비렘수면으로 시작하여 렘수면으로 끝나는 비렘수면-렘수면 주기가 90분 간격으로 4~5회 일어난다. 3단계 수면(N3)은 수면 전반부에 나타나고 점차 감소하여 새벽에는 나타나지 않는다. 반면, 렘수면은 수면 초반에 조금 나타나다가 새벽으로 갈수록 오래 지속된다.

사활동 등 생리상태의 변화가 동반합니다. 잠이 들고 난 후 비렘수면 단계에서는 각성 때보다 자율신경 중 교감신경의 활성은 감소하고 부교감신경의 활성은 증가합니다. 호흡이 느려지고 혈압도 낮아지며, 체온은 0.5도 정도 낮아진 상태로 유지되죠. 뇌의 기초대사율과 뇌로 가는 혈류량이 감소하고, 산소소모량 또한 감소해 전반적으로 에너지 소모가 줄어듭니다. 이런 현상은 수면의 심도가 깊어질수록 더욱 뚜렷해지는데요, 비유하면 이는 마치 곰이 동면하는 것과 같은 상태라 할 수 있습니다.

그러다가 갑자기 호흡과 맥박이 빨라지고 불규칙해지며, 혈압도 올랐다 내렸다 하고, 뇌의 에너지 소모량이 많아지기 시작합니다. 이는 교감신경이 활성화되기 때문인데, 바로 렘수면 단계에 돌입한 것입니다. 렘수면 단계에서는 꿈을 꾸면서 깨어 있을 때와 거의 비슷한 정도로 활발한 뇌 활동이 일어납니다. 이때 남자는 성기가 발기하고 여자는 음핵이 부풀어오르는 반응을 보입니다.

렘수면 연구의 개척자들

수면 중 눈동자가 빠르게 움직이는 수면 단계인 렘수면이 꿈과 연관이 있다는 것은 시카고대학교 대학원생인 유진 에세린스키(Eugene Aserinsky)와 그의 지도교수 너새니얼 클라이트먼(Nathaniel Kleitman)의 연구로 시작되었습니다. 에세린스키는 아이들의 눈꺼풀 움직임을 관찰하고자 실험을 수행했는데요, 이 실험에서 그는 눈동자가 왔다 갔다 하며 빠르게 움직이는 현상을 발견하였습니다. 이 현상은 렘수면과 꿈이 연결되어 있다는 가설을 뒷받침하게 되었습니다.

초기에는 수면이 단순한 휴식 상태라고 생각해 잠자는 동안의 뇌 활동을 측정하는 연구는 하지 않았습니다. 하지만 에세린스키는 전극을 머리와 눈에 부착하고 뇌파와 눈동자 움직임을 밤새 기록함으로써 이러한 가설을 검증하였습니다. 자기 아들을 실험 대상으로 삼아 렘수면의 특징인 빠른 눈동자 움직임을 확인한 후, 다른 젊은 사람들에게서도 동일한 패턴이 나타난 것을 발견한 것이죠. 에세린스키는 이러한 수면 단계를 '렘수면'이라 명명했습니다. 그는 피험자가 깨어 있고 빠른 안구운동이 나타날 때 10번 중 8번은 꿈을 꾸고 있다는 것을 알아냈고, 또 이런 렘수면이 잠을 자는 동안 3~4번 정도 주기적으로 나타나고 빠른 뇌파 진동을 동반한다는 것도 확인하였습니다.

에세린스키는 자신의 연구 결과를 1953년 《사이언스》에 발표합니다. 이 논문은 수면 시 뇌는 단순한 휴식 상태가 아니라 특별한 활동을 하고 있음을 보여주는 혁명적인 증거로 인정받았습니다. 이를 계기로 많은 과학자들이 수면과 꿈에 대해 관심을 갖고 연구에 참여했으며, 수면 연구의 새로운 지평을 열었습니다. 하지만 에세린스키는 가정의 어려움으로 인해 수면 연구를 지속하지 못하고 중단합니다. 이후 불행한 가정사로 인해 칼리지 학교 교사로 일하던 그는 1998년 교통사고로 세상을 떠나고 맙니다.

미국 수면의학의 아버지로 불리는 윌리엄 디멘트는 렘수면 중 꾸는 꿈과 정신질환의 연관성을 연구하였으나 큰 성과를 이루지는 못했습니다. 하지만 많은 사람의 수면검사 자료를 분석하고 렘수면과 다른 수면 단계를 자세히 관찰해 지금의 비렘수면 구분 방법을 개발하는 데 성공했습니다. 디멘트는 이후 미국수면학회를 창립하고 스탠퍼드대학교에 세계 최초의 수면의학 클리닉을 개설하며 많은 제자들을 양성했습니다.

디멘트의 제자로 현재 스탠퍼드대학교 수면의학 센터에서 임상교수로 활동하고 있는 라파엘 펠라요와 디멘트 교수와 관련한 이야기를 나눈 적이 있습니다. 펠라요에 따르면 디멘트 교수가 은퇴한 후 그의 연구실에 연구 시설과 물건들이 그대로 남아있었으나 결국 학교 당국에 의해 지하 주차장으로 옮겨졌다고 합니다. 이를 안타깝게 여긴 펠라요 교수는 동료들과 함께 돈을 모아 지하 주차장에 작은 공간을 마련해 주었습니다. 또한 디멘트 교수의 생일에는 집을 찾아가 인사를 드리고 건강을 기원했다고 합니다.

디멘트 교수는 아흔둘의 나이에 코로나로 세상을 떠났습니다. 하지만 펠라요는 디멘트 교수가 세상을 떠나기 전 해에 집을 방문하여 '왕의 지팡이'를 선물했고, 또 코로나 팬데믹 동안에는 디멘트 교수의 얼굴과 '잠과 꿈(sleep and dreams)'이라는 문구(이 문구는 디멘트 교수가 학교에서 열었던 강좌명이었습니다)가 새겨진 마스크를 항상 착용하

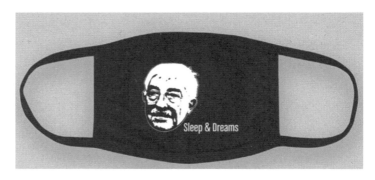

그림 2-6 디멘트 교수의 얼굴과 '잠과 꿈'이라는 문구가 적힌 마스크. 사진 제공: 라파엘 펠라요 교수, 스탠퍼드대학교

였다고 합니다. 얼마나 디멘트 교수를 존경했는지 짐작이 가고도 남는 일화입니다.

유세린스키와 디멘트, 이 두 사람은 각기 다른 삶을 살았으나 렘수면과 꿈의 연관성을 연구한 개척자들이었습니다. 이들 연구자들의 노력 덕분에 수면 연구의 새로운 지평이 열린 것입니다.

생체시계와 일주기리듬

지금까지 렘수면과 비렘수면, 그리고 잠의 구조에 대해 살펴보았습니다. 다음으로는 우리가 잠이 들고 잠에서 깨는 것과 관련한 자신만의 고유하고 일정한 패턴인 일주기리듬(circadian rhythm) 혹은 수면-각성 주기에 대해 알아보도록 하겠습니다. 일주기는 생체리듬을 지휘하는 생체시계에 의해 조절되는데, 생체시계는 뇌 시상하부의 시신경교차상핵(suprachiasmamtic nucleus)이라고 하는 부위에 위치하고 있습니다. 이 생체시계가 우리를 일정한 시간에 잠들게 하고 일정한 시간에 일어나게 만들죠.

만약 생체시계가 없다면 어떻게 될까요? 이와 관련해 진행한 동물실험 연구가 있습니다. 연구자들이 쥐의 시신경교차상핵을 파괴하자 하루 수면의 총량은 같으나, 일주기리듬이 사라져서 아무 때나 자고 깨는 상태가 지속되었다고 합니다. 생체시계가 일주기리듬을 관장한다는 것을 보여주는 실험입니다.

이해를 돕기 위해 생체시계와 관련해 익숙한 예를 하나 들어보겠습니다. 아마도 여러분들 대다수는 시차증후군이라는 말을 들어보았을 것이며 또 겪어본 분들도 많으실 겁니다. 외국으로 여행을 갔을 때 한동안 시차가 적응이 되지 않아 겪는 현상이지요. 시차증후군은 자신이 원래 가지고 있던 생체시계가 여행을 간 외국의 시차와 맞춰져 적응이 될 때까지 자신의 주기대로 잠이 들고 깨기 때문에 발생하는 것입니다.

일주기리듬은 모든 생물체에 있는 현상으로, 이 리듬은 지구의 자전에 의해 발생하는 낮과 밤의 변화에 맞게 적응하기 위한 진화의 산물입니다. 해가 뜬 밝은 대낮에는 열심히 사냥과 채집 활동을 하고, 해가 진 어두운 밤에는 안전한 동굴에서 포식자들을 피해서 휴식과 수면을 취하는 과정을 반복하면서 점차 24시간 주기에 생체 활동이 적응한 것으로 보고 있습니다.

엄밀히 말하면 사람의 하루 주기는 정확히 24시간이 아니라 이보다 좀 더 긴 24.2시간입니다. 이에 따르면 우리의 수면−각성 주기는 매일 12분 정도씩 늦게 자고 늦게 일어나는 것이죠. 그러면 우리는 어떻게 해서 일정한 시간에 자고 일어나는 것을 유지할 수 있을까요?

바로 태양의 힘 때문입니다. 우리가 아침에 밝은 햇빛을 쬐면, 망막으로 들어온 빛의 정보가 시신경교차상핵에 전달되고 일주기 리듬이 약간 앞으로 당겨지도록 재조정되면서 24시간 주기를 유지할 수 있게 됩니다. 이 과정이 바로 동기화(entrainment)입니다. 따라서 아침마다 밝은 햇빛을 보는 것은 건강한 수면−각성 주기 유지에 매우 중요합니다. 여기서 태양처럼 우리의 생체주기를 24시간 주기로 유지시켜 주는 자극을 '시간정보 제공자'라고 합니다.

식사 습관도 우리의 일주기리듬에 영향을 미칩니다. 규칙적인 식습관은 일주기리듬을 일정하게 유지하는 데 중요한 역할을 하죠. 우리가 농담 삼아 배꼽시계라는 말을 하는데, 정말로 배꼽시계가 존재하는 것입니다. 일정한 시간에 자고 일어나는 것만큼이나 일정한 시간에 식사를 하는 것이 안정된 수면-각성 주기를 유지하는 데 중요합니다. 또한, 우리는 사회적 동물이므로, 일정 시간에 출근하고 활동하는 것도 일주기리듬 유지에 기여를 합니다.

밤의 호르몬, 멜라토닌

여기서 일주기리듬 그리고 잠과 관련해 아주 중요한 호르몬에 대해 이야기하고자 합니다. 여러분도 많이 들어보셨을 겁니다. 바로 멜라토닌입니다. 멜라토닌은 '밤의 호르몬'이라고도 부르는데, 이 멜라토닌 농도와 우리 몸의 심부체온의 변화 주기는 일주기리듬을 파악하는 중요한 생체지표입니다.

멜라토닌은 해가 지고 밤이 되면 생성이 됩니다. 이렇게 멜라토닌이 생성되면 체온이 급격하게 떨어지면서 뇌에 잠을 자야 한다는 신호를 보냅니다. 멜라토닌의 생성은 수면이 진행하면서 점차 늘어나고, 새벽 즈음 심부체온이 가장 낮을 때 가장 많이 생성됩니다. 이후 서서히 양이 감소하면서 잠에서 깨어나라는 신호를 보내고 아침에 해가 뜨면 생성을 멈춥니다.

멜라토닌의 생성과 억제를 보시면 아시겠지만 멜라토닌은 빛과 아주 관련이 깊습니다. 빛은 멜라토닌의 생성을 억제하고, 빛이 차단되면 멜라토닌의 생성이 시작됩니다. 멜라토닌이 생성되면 시신경교차상핵에 억제 피드백 신호를 보내, 생체시계가 정확하게 기능하도록 합니다. 해가 지고 저녁이 되면서 어둑어둑해지면 멜라토닌이 생성되기 시작하는데 이 시점을 '어두운 빛 멜라토닌 시작점'(dim light melatonin onset, DLMO)이라고 하며, 한 개인의 일주기리듬을 파악하는 데 중요한 정보를 제공합니다. '어두운 빛 멜라토닌 시작점'은 보통 평소 잠자는 시간보다 2~4시간 정도 앞서 나타난다고 알려져 있습니다.

한편 우리 몸의 중심부의 온도를 뜻하는 심부체온은 거의 정확하게 멜라토닌 농도 변화의 그림과 반대의 형태를 보입니다. 심부체온은 잠에서 깨기 2~3시간 전이 가장 낮고, 깨고 나서 12~14시간 이후에 가장 높은 하루 주기를 보입니다.

이를테면 저녁 11시에 자서 아침 7시에 일어나는 사람은 새벽 3~6시경에 심부체온이 가장 낮고, 오후 4~10시 사이에 높게 유지됩니다. 대체로 체온은 0.5~1.0℃ 정도 범위에서 하루 주기에 따른 변동이 일어납니다. 보통 잠들기 직전에 심부체온이 급격하게 떨어지면서 잠이 오는 것을 느끼는데요, 심부체온이 내려가지 않을 경우 잠들기가 어려워집니다.

일주기리듬은 수면-각성 주기만을 조절하는 것이 아니라, 체온, 대사, 면역 및 인지 활동 등 신체의 모든 기능에 중요한 역할을 합니다. 수면 중에는 성장호르몬, 사이토카인, 그리고 코르티솔 등 우리 건강 유지에 필수적인 대사 관련 활동이 활발하게 일어나지요. 당과 지질의 농도와 이와 연관된 호르몬인 렙틴과 그렐린도 수면-각성 주기에 따라 농도의 주기적인 변화를 보입니다.

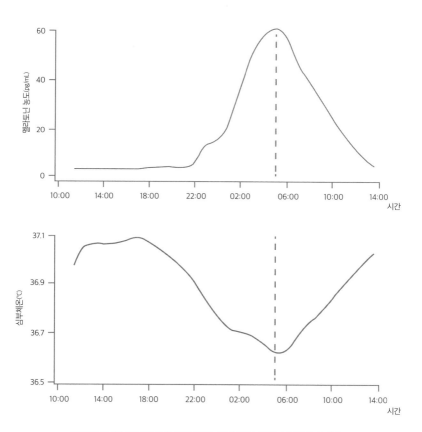

그림 2-7   일주기리듬의 지표인 멜라토닌 농도와 심부체온의 변화. 심부체온과 멜라토닌은 24
시간 주기로 변동한다. 심부체온은 멜라토닌 농도가 최고점에 도달했을 때 가장 낮은 온도가 된다.

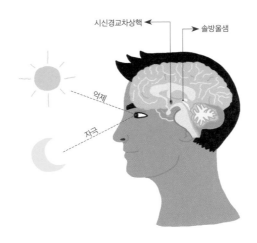

시신경교차상핵

솔방울샘

억제

자극

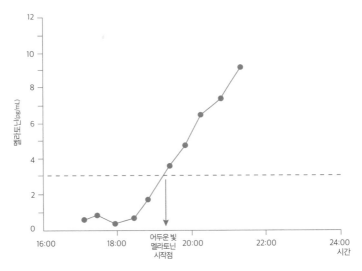

그림 2-8 　멜라토닌 생성 경로와 분비 곡선. 멜라토닌은 눈으로 들어오는 빛 자극이 없어지면 솔방울샘에서 분비를 시작한다(위). 아래 그래프는 침에서 측정한 멜라토닌 농도 곡선이다. 보통 취침 시각보다 2~4시간 전에 분비가 시작되는데, 이 시점을 '어두운 빛 멜라토닌 시작점'이라고 한다(아래 방향 화살표).

수면 항상성

모든 생물은 항상성, 즉 체내를 일정한 상태로 유지하려고 하는 성질을 가지고 있습니다. 만약 항상성이 없다면, 생명체는 죽은 것이나 다름없을 것입니다. 수면-각성 상태도 항상성 원칙의 지배를 받습니다.

우리는 자지 않고 깨어 있는 시간이 길어질수록 잠을 자고 싶은 욕구(이를 수면압력이라고 합니다)가 점차 증가하고 결국에는 잠을 자야지만 잠에 대한 욕구가 해소됩니다. 한편, 잠을 자기 시작하면 수면압력은 급격히 감소하기 시작하고, 충분한 시간을 자면 수면압력은 사라집니다. 이런 과정을 수면 항상성(sleep homeostasis)이라고 합니다.

수면의 항상성 과정은 물이 충분히 고이면 한쪽으로 기울어지면서 물을 쏟아내는 대나무통에 비유할 수 있습니다. 말하자면 수면은 통을 다 채울 때까지는 서서히 물이 고이다가 임계점을 지나서 통이 기울어지면 한꺼번에 물을 쏟아내는 것과 같은 양상을 보입니다. 수면압력은 연속적으로 깨어 있는 시간이 길수록 점차 증가하고, 잠을 자면서 수면압력이 해소되면 급격히 감소합니다.

이런 패턴을 보이는 것이 바로 뇌파에서 느린 델타파를 보이는 서파수면입니다. 서파수면은 수면 전반부에 집중적으로 많고 수면 후반부에는 거의 나타나지 않습니다.

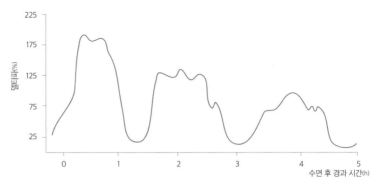

그림 2-9   수면 시간에 따른 델타파 양의 변화. 수면 초기에 가장 많고 잠을 잘수록 점차 감소하는 패턴을 보이는 델타파는 수면의 항상성 지표이다.

잠을 못 자게 하여 연구하는 수면박탈 연구라는 것이 있습니다. 이 연구에서 24시간 이상 잠을 못 자게 한 후에 잠을 재우면 서파수면의 양이 수면박탈 전에 비해 수면 초기에 매우 증가하는 것을 볼 수 있습니다. 반면에 렘수면의 양은 큰 변화를 보이지 않습니다. 이로 미루어 보아 수면의 항상성은 비렘수면 특히 깊은 수면인 서파수면과 밀접한 관련이 있음을 알 수 있습니다.

수면 항상성은 다음에 나올 '수면 빚'과 같은 개념을 설명하는 데 중요합니다. 그렇다면 수면 항상성 중추는 어디에 있을까요? 앞서 말한 것처럼 일주기리듬의 중추는 시신경교차상핵으로 알려져 있습니다만, 항상성 중추는 어디에 존재하는지 아직 밝혀지지 않았습니다. 그런데 최근 《사이언스》와 《네이처》에 수면의 항상성과 관련하여 중요한 연구 결과들이 발표되었습니다. 요지는 뇌가 깨어 있을 때 신경세포가 활동을 할수록 신경세포 시냅스에서 단백질 인산화가 증가하는데, 이것이 수면압력을 증가시킨다는 가설입니다. 따라서 수면의 항상성 중추는 뇌의 어느 한 영역이나 뇌 회로에 존재하는 것이 아니라, 신경세포 전반에 걸쳐서 분포되어 있는 시냅스들의 활동 총합으로 결정되는 것이라고 보고 있습니다.

수면유도인자

뇌는 깨어 있을 때 활발한 신경활동을 하면서 다양한 부산물을 생성합니다. 대표적인 것이 아데노신입니다. 아데노신은 신체의 에너지원인 아데노신삼인산(ATP)을 소모할 때 발생하는데, 아데노신이 많이 쌓이면 뇌의 시상하부 앞쪽에 있는 수면 스위치를 켜는 역할을 합니다.

최근 《사이언스》에 발표된 연구 결과를 보면 각성과 렘수면 중 기저전두엽의 글로타민뉴런의 활성이 증가하면서 아데노신 양이 증가하고, 비렘수면 중 글로타민뉴런의 활성이 줄어들면서 아데노신이 감소하는 것을 확인할 수 있습니다. 카페인은 바로 이 아데노신의 수용체 결합을 방해하여 졸리지 않게 하는 작용을 하는 것이죠.

이렇게 잠을 유발하는 물질을 수면유도인자(somnogenic factor)라고 하는데, 아데노신 외에도 면역매개물질인 사이토카인, 산화질소, 프로스타글라딘, 세균의 세포벽 성분인 지질다당류 등이 알려져 있습니다. 감기 등 감염에 걸리면 피로감을 느끼고 많이 자는 이유는 바로 이런 면역매개물질들이 수면압력을 증가시키는 것이 하나의 원인입니다.

성인은 대략 16시간을 연속으로 깨어 있으면 주의력이 급격히 떨어지고 졸리는 경향이 증가합니다. 아데노신 같은 수면유도인자가 계속 쌓이는 것입니다. 그렇기 때문에 아침 7시에 기상했다면 밤 11시에는 잠자리에 들어야 합니다. 연구에 따르면 사람은 16시간을 연속으로 깨어 있으면 판단력과 통제력 그리고 자극에 반응하는 시간이 혈중 알코올 농도 0.05퍼센트에 맞먹을 정도로 떨어지고, 24시간 연속해서 깨어 있으면 만취한 상태, 즉 혈중 알코올 농도가 면허 취소 수준인 0.1퍼센트 정도와 유사한 정도로 수행력이 떨어진다고 합니다.

수면 빚

여러분 중에는 수면 빚이라는 말을 들어본 분도 많으실 겁니다. 수면 빚은 자기에게 필요한 수면 시간보다 부족한 수면 시간이 며칠 이상 지속되는 경우 마치 갚아야 할 빚처럼 대가가 쌓이는 것을 말합니다. 이 수면 빚은 부족한 정도와 기간이 길어질수록 늘어나고 잠을 자도 회복이 충분하지 않게 됩니다. 장기간의 수면 빚은 2~3일 충분히 잤다고 바로 회복이 되지 않습니다. 한 연구에서는 필요한 수면 시간보다 40분 정도 적게 잔 젊은 성인들이 수면 빚에서 완전히 회복되는 데 3주 정도가 걸렸다고 보고합니다.

또 다른 연구에서는 참가자들에게 평소보다 2시간 정도 적게 잠을 자게 했더니, 처음에는 주의력 검사에서 문제가 없었으나 날이 갈수록 반응 속도가 떨어지고, 목표물을 놓치는 경우가 많아졌습니다. 2주째가 되니 하룻밤을 꼬박 샌 경우와 거의 비슷한 정도로 목표물 누락이 증가하는 모습을 보였습니다. 그럼에도 불구하고 참가자들은 자기가 별로 졸리지 않다고 응답을 하였습니다. 얼핏 보기에는 **가벼운 수면 부족이라도 오랜 기간 동안 지속되면 수면 빚이 복리로 누적이 되고 결과는 뇌 기능의 저하로 이어진다**는 뜻입니다.

3장에서 다루겠지만, 만성적인 수면 부족은 심혈관질환, 정신질환 그리고 치매 등 인지장애의 위험을 높일 수 있습니다. 하지만 정작 자신들은 수면이 부족하다는 것을 인지하지 못하는 경우가 많고 이것은 결과적으로 수면 부족을 장기간 지속시키는 원인이 될 수 있습니다. 그런 의미에서 수면 빚은 이자가 비싸면서 복리로 갚아야 하는 성질을 가지고 있다고 비유할 수 있습니다.

마지막으로 **수면 빚은 미리 저축해서 예방할 수가 없다는 특징이 있습니다.** 미리 많이 자 두어도, 오늘 적게 자면 그것으로 수면 빚이 생기기 시작하는 것이죠. 따라서 수면 빚을 지지 않기 위해서는 매일 매일 자신에게 적절한 수면 시간을 채우는 길밖에 없습니다.

오랫동안 잠 안 자기 기록

수면 빚 이야기가 나왔으니 좀 엉뚱하고 재밌는 이야기를 한번 해볼까 합니다. 가장 오랫동안 잠을 참은 기록은 얼마나 될까요? 잠을 자지 않으면 신체와 정신에 아주 심각한 영향을 준다는 것은 널리 알려진 사실인데요, 아래 두 사람은 무모하다 싶을 정도의 실험을 합니다. 피터 트립(Peter Tripp)과 랜디 가드너(Randy Gardner)라는 사람의 이야기입니다.

뉴욕을 기반으로 방송되던 〈아메리칸 톱 40 카운트다운〉의 디제이로 활동하고 있던 피터 트립은 1959년 어린이들을 위한 기부 행사를 열기로 합니다. 목표는 아동병원 설립을 위한 기금을 모으는 것이었습니다. 피터는 기부를 유도하기 위해 타임스퀘어에 유리 부스를 설치하고 그 안에서 잠을 자지 않고 201시간 동안 버티기로 했습니다.

이 특별한 도전은 많은 주목을 받았을 뿐만 아니라 뉴욕 전역에서 사람들이 그의 도전을 지지하고 응원했습니다. 피터는 일주일 동안 잠을 자지 않고 실시간으로 방송되는 라디오 프로그램을 진행했는데, 전 세계 수천 명의 청취자들이 그의 도전을 지켜보았습니다.

처음에는 별 문제가 없었습니다. 하지만 시간이 갈수록 피터는 점차 짜증이 늘고 예의 없는 행동을 서슴없이 보였습니다. 20년간 머리를 손질해준 전담 이발사에게 욕설을 퍼부어 이발사가 울면서 돌아간 일도 있었습니다. 잠을 자지 않은 지 나흘째가 되자 피터는 신발에 거미줄이 붙었다고 하거나 낯선 고양이를 보기도 하는 등 환시 증상을 보였고, 의심이 매우 많아졌습니다. 특히 밤에는 자신과 같이 일하는 엔지니어가 자신을 몰래 묻어버릴 것이라는 망상까지 보였고, 결국에는 아내도 못 알아보는 지경에 이르렀습니다.

잠을 201시간 동안 자지 않는 프로젝트는 많은 사람의 이목을 끌었고, 수많은 기부를 받았습니다. 그의 이야기는 언론매체를 통해 전해지고, 사회적인 이슈로 떠올랐습니다. 피터는 201시간 동안 잠을 자지 않는 도전을 성공적으로 마무리했습니다.

그렇다면 가장 오랫동안 잠을 참은 기록은 누가 가지고 있을까요? 기네스 기록의 보유자는 1963년 12월 당시 미국 캘리포니아 샌디에이고에 살던 열일곱 살의 고등학생이었던 랜디 가드너입니다. 랜디가 살던 샌디에이고에서는 매년 과학전이 열렸는데요, 호기심 많던 랜디는 이 과학전에서 새로운 프로젝트를 진행해 주목을 받고 싶었습니다. 그때까지 잠 안 자기 최고 기록인 260시간(방송인 톰 라운드가 세운 기록입니다)보다 더 많은 11일(264시간)을 목표로 잠을 참기로 한 것입니다. 랜디는 잠을 자지 못하도록 감시하는 역할을 할 두 명의 친구와 함께 이 프로젝트를 시작했습니다.

첫 이틀간은 아무 문제없이 잘 지냈습니다. 하지만 사흘째가 되자 구역질을 느끼고 말을 할 때 혀가 꼬였으며, 운동실조증(균형이나 평형 조정이 잘 안 되는 증상)을 보였고, 조금씩 감정 변화가 나타났습니다. 나흘째 새벽에는 신호등을 사람으로 착각하는 등 착시현상이 나타났고, 닷새째는 자각몽 같은 현상을 자꾸 겪었습니다. 엿새째는 짜증이 늘고 집중력과 기억력이 떨어졌으며 단어를 잘못 말하는 등 인지 기능에 문제가 생기기 시작했습니다. 이레째부터는 술 취한 사람처럼 말이 어눌하고 비틀거리면서 걷고 눈이 뿌옇게 보이고 기억력이 현저히 떨어졌습니다. 드디어 11일째 되던 날 그는 264시간 동안 깨어 있는 기록을 세우고는 잠이 들었는데, 이는 아직까지도 '가장 오랫동안 잠을 참은 사람' 기네스 기록으로 남아 있습니다. 이 기록이 깨지지 않은 이유는 기네스에서 더는 잠을 자지 않는 것을 가지고 기네스 기록을 하지 않기로 결정했기 때문입니다. 잠을 자지 않는 것은 그만큼 위험하고 무모한 행동입니다.

잠을 자지 않고 버티는 행위가 인간의 신체에 어떤 영향을 미치는지에 대한 연구가 끊임없이 진행되고 있습니다. 수면박탈 실험을 통해 알려진 사례 중 가장 충격적인 것은 쥐를 대상으로 한 실험입니다. 쥐들에게 2주 이상 잠을 재우지 않았더니 심각한 부작용이 나타났습니다. 털이 거의 대부분 빠지고, 몸이 말랐으며 결국 패혈증으로 생명을 잃었습니다.

두 과정 모델

앞서 우리는 대략 16시간 정도 깨어 있으면 수면압력이 커져 잠이 들게 되고 적정한 시간을 자면 깨어난다고 이야기했습니다. 그렇다면 우리는 언제 잠을 자는 것이고 또 언제 깨어나며, 얼마나 자는지를 수학적으로 모델링하고 이를 바탕으로 예측할 수 있을까요? 이 문제를 연구한 과학자가 있습니다. 스위스의 과학자 알렉산더 보벨리(A. Borbely)는 40년 전인 1980년대 초반 이런 질문을 가지고 연구한 끝에 수면-각성 주기를 결정하는 두 과정 모델(two process model)을 제안했습니다.

보벨리에 따르면 얼마큼 자고, 언제 잘 것인가는 수면의 항상성을 유지하고자 하는 항상성 과정(S과정)과 생체시계에 의한 일주기리듬 과정(C과정)이 서로 독립적이면서도 상호작용을 하는 과정에 의해서 이루어집니다. 이것을 두 과정 모델이라고 합니다.

여기서 항상성 과정은 각성 시간이 길어질수록 수면압력이 증가하고 수면을 취하면 수면압력이 급격히 감소하는 과정을 말합니다. 일주기 과정은 생체시계에 의해 각성 수준이 일주기리듬에 따라 24시간 주기로 변동하는 과정입니다.

두 과정 모델은 수면압력이 최고조에 달해 이 두 과정의 격차가 가장 클 때 수면의 문(sleep gate)이 열리면서 잠을 자게 되고(수면 개시), 잠을 자면서 수면압력이 급격히 저하해 최저상태에 도달하고

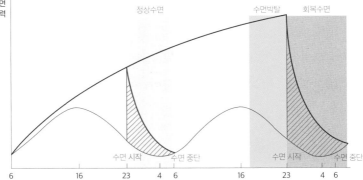

그림 2-10   수면-각성 시점을 결정하는 두 과정 모델. 항상성을 나타내는 S과정과 일주기리듬을 나타내는 C과정의 상호작용에 의해 수면 시작과 각성 시점이 결정된다는 이론이다. 항상성 과정은 지수함수적으로 증가와 감소를 하는 반면, 일주기리듬 과정은 사인함수 형태로 진동한다. S와 C의 차이가 가장 클 때 수면이 시작되고, 차이가 없어지는 시점에 수면이 중단되며 각성이 일어난다. 수면이 부족하면 부족한 시간만큼 수면압력이 증가하고, 회복수면 시에 고진폭의 델타파가 증가하고 평소보다 긴 수면을 취한다.

두 과정의 차이가 최저일 때 수면이 끝나고 각성이 시작된다는 이론입니다.

  이 두 과정 모델은 이처럼 우리의 수면-각성 타이밍 및 시간을 설명하고 또 예측하는 데 도움이 됩니다. 최근에는 이 모델을 기반으로 국내 연구진이 교대 근무자를 위한 최적의 수면 및 각성 타이밍을 안내해주는 앱을 개발하기도 했습니다.

  건강한 수면을 위해서는 항상성 과정과 일주기리듬 과정이 모두 적절히 잘 작동해야 합니다. 일주기리듬 과정은 매일 규칙적인 수면 습관을 유지하고 아침에 햇빛에 잘 노출되어 24시간보다 긴 주기를 보이는 생체시계를 24시간으로 잘 동조화해야 합니다. 항상성 과정은 낮에 활발히 활동하고 16시간 정도 연속적으로 깨어 있어야 수면압력이 충분히 높아져서 밤에 잠들기가 수월해지고 깊은 잠을 잘 수 있습니다. 낮에 신체나 인지 활동이 적거나, 30분 이상 긴 낮잠을 자면 수면압력은 내려가고 밤에 수면의 문을 여는 힘이 약해집니다.

수면의 기능

인간은 잠을 자는 동안에는 그야말로 무방비 상태가 됩니다. 그래서인지 뉴스에 잠을 자는 동안 살해당하는 사건사고가 종종 등장하는 것을 볼 수 있습니다. 사람뿐만 아니라 동물 역시 잠을 자는 동안에는 주변을 경계할 수 없어 포식자나 공격자의 위험에 그대로 노출될 수밖에 없습니다. 또한 수면 중에는 먹이를 구할 수 없고, 번식을 위한 활동도 할 수가 없습니다.

이런 특성에도 불구하고, 유구한 진화의 역사에서 사라지지 않고 선택된 수면은 우리에게 어떤 생존 이득을 주는 것일까요? 모든 동물에 공통된 수면의 기능은 무엇일까요? 과학자들은 아직 이에 대한 정확한 답을 제시하지 못하고 있습니다. 그럼에도 우리는 수면의 기능을 몇 가지 짚어볼 수 있습니다.

첫째, 회복. 잠은 뇌의 청소부

수면의 가장 큰 역할은 회복 기능일 것입니다. 잠을 자지 않으면 졸리고 피로하며 무기력해집니다. 낮에 열심히 일하면서 쌓인 신체적, 정신적 피로가 밤에 단잠을 자고 나면 아침에 말끔히 회복되면서 개운하고 활력이 생기는 것을 다들 경험하셨을 겁니다.

과로로 인한 신체적, 정신적 피로는 적절히 휴식을 하고 또 기분을 전환함으로써 대체로 회복이 됩니다. 그러나 잠을 자지 못해 발생한 피로감은 단순히 휴식이나 기분 전환으로는 해소가 되지 않습니다. 잠 부족에 의한 피로감은 잠을 자야지만 회복이 됩니다. 어떤 피로회복제(대부분 카페인 같은 각성제 성분과 종합비타민 등이 섞여 있습니다)를 먹는다 해도 도움이 되지 않습니다.

잠을 자지 않고 계속 깨어 있으면 우리 체내에 특히 뇌에 아데노신 같은 신경활동의 대사산물과 피로물질이 쌓이기 시작하고 이런 피로물질이 각성중추를 억제해 수면을 유발합니다. 카페인은 앞서 설명한 수면인자 중 하나인 아데노신의 작용을 차단하여 일시적으로 각성을 유발할 수 있습니다. 하지만 그렇다고 해서 피로물질인 아데노신 자체가 없어지는 것은 아니기 때문에 시간이 갈수록 아데노신은 점차 쌓여만 갑니다. 시간이 좀 지나서 카페인이 다 분해되어 효과가 없어지면 결국은 더욱 졸음이 오게 되는 것이죠.

잠이 들면 뇌에서는 에너지 대사 작용이 분해 및 활용 모드에서 합성 및 저장 모드로 전환이 됩니다. 수면 중에는 뇌의 단백질, 콜레스테롤 및 지방의 합성을 증가시키는 유전자가 활성화되는 반면 포도당이나 지방산을 분해하거나 산화시키는 과정에 관여하는 유전자는 억제됩니다. 뇌의 유전자 활동 모드의 전환은 결국 우리 몸의 모든 시스템이 전환된다는 것을 의미합니다. 그렇기 때문에 근력운동을 하고 나서는 잠을 제대로 자야 합니다. 수면 중 왕성한 단백질 합성 활동으로 운동한 만큼의 근육이 생길 수 있기 때문입니다. 또한 수면 중에는 세포 내로 물질을 이동시키는 유전자가 활성화되어 각종 피로물질들을 처리합니다. 아데노신은 세포 내로 들어가서 세포의 에너지원인 ATP로 전환되어 깨어나면 쓸 수 있게 비축이 됩니다.

낮에 활발히 활동하는 동안 뇌의 신경세포는 다양한 대사산물이나 독성물질을 부산물로 생산하게 되는데, 이들을 뇌 밖으로 내보내야 건강한 뇌 상태를 유지할 수 있습니다. 이렇게 뇌의 대사산물 배출 기능을 담당하는 것을 글림프시스템이라고 하며, 이 시스템은 깊은 수면단계인 서파수면 중에 가장 활발히 활동합니다. 서파수면 중에는 신경세포 사이의 간격이 넓어지고 또 뇌파가 아주 느리게 진동을 일으키면서 뇌척수액(뇌 안에 흐르는 물)을 동맥 주위에서 파도를 치게 하여 정맥 주위 공간으로 빠져 나가게 합니다.

치매를 일으키는 가장 대표적인 독성 단백질인 베타아밀로이드도 수면 중에 배출이 됩니다. 따라서 만일 수면에 문제가 생기면

이런 독성물질들이 빠져 나가지 못하고 쌓이게 되면서 신경세포가 죽게 되고 치매나 파킨슨병 같은 신경퇴행성 질환의 위험을 증가시킬 수 있습니다. 한마디로 '잠은 뇌의 청소부'라고 할 수 있습니다.

둘째, 시냅스 항상성. 기억을 강화하고 학습하며 통합한다.

깨어 있을 때 계속해서 신경세포가 열심히 활동을 하면 시냅스는 포화상태에 이르고, 그러면 더 이상 새로운 지식을 습득하지 못하거나, 기존 기억에 덮어써야 하는 문제가 발생합니다. 대뇌 신경세포는 다른 세포들과 시냅스를 이루어 정보를 교환합니다. 외부 자극이 많이 들어오고 정보 처리가 많아지면 다른 세포들과의 접촉이 더 빈번해지고, 시냅스는 이에 비례해 증가하고 연결이 강화됩니다. 시냅스가 엄청나게 증가하면 신경세포는 과부하에 걸려서 제대로 작동하지 않거나 문제가 발생할 것입니다. 그렇기 때문에 휴식을 하면서 시냅스를 정상화시키는 시간이 필요한데 그 시간이 바로 잠을 자는 시간입니다.

과학자들은 우리가 깊이 자는 동안(주로 서파수면 중), 낮에 형성되었던 시냅스 중에서 기억에 필요한 시냅스는 강화하고 불필요한 정보를 담고 있는 시냅스는 연결을 해제하는 과정이 일어난다고 봅니다. 수면 중에 신경세포의 전반적인 시냅스 연결이 감소하면서, 다음 날 낮에 활동할 때 새로운 학습을 할 수 있게 시냅스 공간을 확보하게 되는 것이죠. 이를 시냅스 항상성 가설이라고 합니다.

시냅스 항상성은 마치 칠판에 글씨를 빼곡히 써 놓은 이후 새로 쓰기 위해서는 칠판을 지우는 것과 같다고 보면 됩니다. 그런 의미에서 밤샘을 하면서 공부하는 것은 학습 능률을 높이는 것이 아니라, 오히려 신경세포의 정보처리 속도에 랙이 걸려서 장기저장도 안 되고, 또한 새로운 정보를 담을 수 있는 시냅스의 부족으로 새로운 학습도 할 수 없는 상태가 될 것으로 예상할 수 있습니다.

수면은 기억을 강화하고 기억의 파편들을 조합하여 추론과 통합을 하는 시간입니다. 낮에 경험하고 학습하였던 사건들은 잠을 자면서 정리가 됩니다.

이를 보여주는 한 가지 실험이 있습니다. 생쥐의 해마 세포에 전극침을 꽂고 먹이를 찾는 학습을 시키면 먹이를 향해 가는 경로를 따라 각각의 세포(이를 장소세포(place cell)라고 합니다)가 순서대로 활성화됩니다. 이제 생쥐를 잠을 재우면서 관찰을 합니다. 이 관찰에서 과학자들은 생쥐들이 잘 때, 낮에 학습하면서 활성화되었던 장소세포들이 순서대로 활성화되는 것을 발견하였습니다. 이게 무슨 의미일까요? 바로 수면 중에 낮에 학습하였던 내용을 복습한다는 뜻입니다.

바다에 사는 해마(海馬)처럼 생겼다고 해서 이름 붙은 해마는 측두엽 안쪽에 있는 작은 신경회로로, 기억의 임시 저장소입니다. 이

해마에는 낮에 활동하면서 경험하는 모든 정보들이 들어오게 되는데요, 우리가 지속적으로 깨어 있으면 자기 직전에는 해마의 저장 공간이 거의 포화상태에 이릅니다. 그런데, 밤에 잠을 자면서 해마에 저장되었던 정보들은 기억의 장기 저장소인 대뇌피질로 이동하고, 해마의 저장 공간을 비우는 활동이 일어납니다. 이때, 대뇌피질에서는 중요한 기억의 연결은 강화하고, 불필요한 기억의 연결은 제거하는 과정이 일어나는 것이죠.

이렇듯 수면 중에 일어나는 장기기억 형성 과정은 대뇌피질, 해마 및 시상 사이에서 정교한 신호 동조화에 의해서 일어납니다. 최근의 연구 결과들은 단순히 (해마에서 대뇌피질로) 정보의 이동뿐만 아니라, 피질 네트워크 전체의 재구성이 점진적으로 일어나면서 관련 정보들이 연결되거나 해제되면서 새로운 정보를 추론하고 통찰하는 역할을 한다고 주장합니다. 이를 능동체계공고화(active systems consolidation) 이론이라고 합니다.

셋째, 에너지 분배

지금까지 이야기한 수면의 중요한 기능들은 모두 고등동물에서 관찰되는 현상을 정리한 것입니다. 그러나 수면은 예쁜꼬마선충이나 해파리 같은 하등동물에도 존재하는 기능인 만큼, 모든 생명체에 공통적으로 존재하는 근본적인 이유를 찾아야 합니다.

수면 상태에서는 각성상태보다 전반적으로 에너지 소모량이 줄어들어 전체적인 에너지 보존 효과가 있습니다. 특히 비렘수면 상태에서는 깨어 있을 때보다 에너지 소모량이 44퍼센트 정도나 감소합니다. 그러나 렘수면 상태에서는 에너지 소모량이 각성 수준과 비슷한 정도로 활발하기 때문에, 비렘수면과 렘수면 전체를 고려하면 수면 중의 에너지 절약은 고작 10~15퍼센트 정도에 지나지 않습니다. 따라서 에너지 보존 가설로는 수면의 근본적인 기능을 설명하기에는 좀 부족합니다.

한편, 수면의 회복 기능 가설은 덩치가 크거나 뇌의 용량이 크면 수면 시간이 더 많이 필요할 것이라는 점을 시사합니다. 하지만 초식동물은 신체의 크기와 수면 시간이 반비례합니다. 가장 덩치가 큰 코끼리는 고작 2시간 정도 잠을 자고, 햄스터는 15시간 이상 잠을 자는 것으로 알려져 있습니다. 따라서 수면의 회복 가설 또한 생명에 필요한 근본적 기능이라 보기 어렵습니다.

체온 조절은 생존에 절대적으로 필요한 기능입니다. 체내 온도가 너무 높거나 낮으면 에너지를 효율적으로 사용할 수 없고, 유전자 및 단백질의 기능을 제대로 유지할 수 없어 질병에 걸리거나 면역시스템의 붕괴로 감염에 걸려 생존을 위협받을 것입니다.

우리의 체온은 낮에는 높고 밤에는 낮아지는 24시간 주기를 보입니다. 심부체온이 낮아지기 시작하면 잠이 오기 시작하고, 비렘수면이 켜지면서 잠이 시작됩니다. 비렘수면 중에는 뇌의 에너지 소모량이 감소하고, 또 체온 조절 센터가 작동하여 말초혈관을 확장시키며 지방의 연소를 줄여서 체온을 점차 감소시키죠. 그런데 비렘수면만 계속된다면 심부체온은 점차 떨어질 것이고 그러면 수면 중 일어나는 다양한 기능이 제대로 수행될 수 없을 것입니다.

앞서 살펴보았듯이 수면은 비렘수면으로 시작해 이어 렘수면이 나타나는 순환이 90분 정도 간격으로 일어나면서 진행됩니다. 비렘수면-렘수면 순환은 수면 초기에는 비렘수면이 우세하고, 아침으로 갈수록 점차 렘수면이 많아지는 특징이 있습니다.

렘수면은 왜 비렘수면 뒤에 따라 나올까요? 렘수면은 비렘수면과 달리 각성 수준으로 뇌 대사가 활발히 일어나면서 심부체온이 올라갑니다. 그러면서 각성도도 비렘수면보다 높아져서 점차 깰 준비를 하는 상태가 되는 것이죠. 따라서 수면 중 비렘수면에서는 체온 감소가 일어나고, 이어 진행되는 렘수면 중에는 체온을 잠시 올리는 순환을 하는데, 심부체온을 적절한 범위 내에서 유지시키면서 수면 중 필요한 기능을 최적화시킵니다.

이런 이론의 근거는 동물의 심부체온과 렘수면의 비율을 살펴보면 알 수 있습니다. 심부체온이 41도로 높은 새들은 렘수면이 전체 수면의 10퍼센트 이하이고, 심부체온이 31도로 낮은 오리너구리 같은 단공류는 렘수면의 비율이 75퍼센트 정도로 굉장히 높습니다. 사람의 심부체온은 36.5도로 중간 정도이고 렘수면은 25퍼센트 정도입니다.

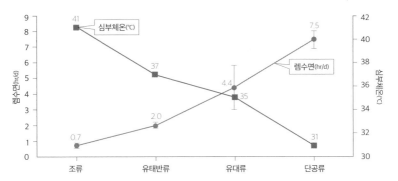

그림 2-11　렘수면이 존재하는 조류와 포유류에서 심부체온과 렘수면 양의 상관관계. 심부체온이 낮은 종(단공류)은 렘수면의 양이 많고, 조류와 같은 심부체온이 높은 종은 렘수면의 양이 적다. 둘의 상관관계는 상관계수가 0.975 정도로 매우 높다. 렘수면은 체온을 올려 비렘수면으로 초래된 심부체온 감소를 보완하는 기능을 한다.

　돌고래와 같은 바다 포유류는 교대로 한쪽 뇌로만 수면을 하는데 이때 렘수면은 나타나지 않고 비렘수면으로만 잠을 잡니다. 반대쪽 뇌는 언제나 깨어 있기 때문에 뇌의 온도를 올릴 필요가 없으며, 따라서 렘수면을 할 필요가 없는 것이죠.

　실제로 여러 동물 종을 비교해보면, 비렘수면 시간이 많을수록 렘수면의 양도 증가하는 것을 볼 수 있습니다. 또한 비렘수면–렘수면 순환주기의 횟수(사람은 4~5회)는 체중이 무거운 종은 많고, 체중이 가벼운 종은 순환주기가 적게 나타납니다.

　동물은 깨어 있을 때는 경계하고, 먹이를 찾으며 번식을 위한 활동을 합니다. 수면 중에는 깨어 있을 때의 활동은 못 하지만, 단백질 및 지질 등을 합성하고, 기억을 강화하며, 면역체계를 활성화하고 대사산물을 배출하는 활동을 합니다. 이렇게 개체는 조직적

표 2-2　　수면의 기능에 대한 이론

가설	설명	논점
에너지 보존	비렘수면 중 에너지 소모 감소	렘수면은 에너지 소모가 각성 수준까지 높음. 전체 에너지 절약은 10~15퍼센트 정도 수준으로 미미함
회복	비렘수면 중 거대분자, 단백질, 지질, ATP 등 합성 증가	합성뿐만 아니라 분해되는 대사과정도 활성화됨
시냅스 항상성	낮에 신경세포의 시냅스 연결 증가. 비렘수면 중 약한 시냅스 연결은 제거되고 강한 시냅스 연결만 남김. 시냅스 가소성과 장기기억 강화를 잘 설명함	시냅스 항상성은 비렘수면 중에 주로 일어남. 렘수면 중에는 명확하지 않음
에너지 분배	각성과 수면 중에 적합하게 에너지 자원을 최적으로 분배하여, 행동 상태에 맞게 생물학적 기능을 수행하게 한다는 가설	각 상태에 대한 최적의 에너지 분배에 대한 설명은 가능하나, 왜 수면이 필요한지에 대한 설명이 부족함

인 시간 순서 및 순환에 따라 예상 가능한 생물학적 기능을 최적으로 수행합니다. 수면은 각성 시에 활발히 일어나는 에너지 소모를 줄이고, 수면과 연관된 최적의 생물학적 기능을 수행할 수 있게 에너지 분배가 되도록 진화한 것으로 보입니다.

지금까지 수면이 존재하는 이유를 살펴보았습니다. 뇌의 구조와 기능은 인간 신체 중에서 가장 미지의 탐구영역입니다. 뇌의 작동 원리를 알면 인간의 의식 출현, 사고 과정, 그리고 인간처럼 생각하고 판단하는 인공지능을 개발할 수 있을 것입니다. 많은 선진국들이 '뇌연구촉진법' 등을 제정하여 막대한 연구비를 지원하면서 뇌를 연구하고자 하는 이유가 여기에 있습니다.

한편, 수면은 뇌에서 일어나는 현상으로, 뇌로 작동하며 뇌를 위한 기능입니다. 하지만 수면은 뇌 연구 분야 중에서도 가장 미지의 탐구영역으로 남아 있습니다. 수면과학의 발전으로 수면의 근본적인 기능과 그 기전이 밝혀진다면, 불면으로 고통 받는 많은 사람들에게 도움을 주는 것은 물론이거니와 인간의 수명을 연장하는 등 다양한 관련 기술에 엄청난 영향을 줄 것입니다.

3장

잠을 제대로 자지 못했을 때
생기는 일들

우리는 잠을 자야만 합니다. 저는 잠을 생명에 꼭 필요한 3대 요소라 생각합니다.

즉, 물, 음식과 함께 잠은 우리 생명 유지에 꼭 필요합니다.

우리는 이 세 가지 모두 필요합니다.

랜디 가드너(1964년 17세의 나이로 잠 안 자기 기네스 기록을 세운 그가 70세인 2017년 라디오 인터뷰에서 한 말)

1912년 4월 10일 승객 2224명을 태우고 영국을 출발하여 미국으로 가던 타이타닉호는 4월 14일 밤 북대서양에서 빙산과 부딪히고 맙니다. 빙산과 부딪힌 타이타닉호는 선체에 큰 균열이 생겼고 그 틈으로 바닷물이 새어 들어와 2시간 반 후에 완전히 침몰했습니다. 이 사고로 인해 배에 탑승한 승객 1514명이 사망했습니다.

세계사에 남을 이 사건의 원인을 두고 여러 가설이 제시되었습니다. 아마도 많은 사람들이 빙산과의 충돌을 주된 원인으로 알고 있을 것입니다. 하지만 여러 의문이 남아 있습니다. 타이타닉호는 왜 빙산을 피하지 못했을까요? 그리고 왜 구조 작업이 제대로 이루어지지 못했을까요?

이런 의문에 대해 타이타닉호의 선장이 빙산에 대한 경보를 무시하고 과속한 점, 선박의 구조가 취약했던 점, 구명정의 수가 부족했던 점, 가장 가까운 선박인 캘리포니안호의 통신사가 잠을 자고 있어 구조 신호를 받지 못했던 점 등 다양한 가설이 제기되고 있습니다.

하지만 여러 원인 중 하나로 선장의 불면증 때문에 사고가 발생했다는 설이 제기되고 있다는 사실을 아는 사람은 그리 많지 않습니다. 빙산을 피하기 위해 항로를 바꾸지 않고 배의 속도도 줄이지 않은 것이나 빙산 경보를 보낸 선박의 신호를 무시한 것이 바로 선장의 수면장애 때문에 생긴 것이라는 이야기입니다. 선장의 수면장애가 타이타닉호의 운명을 바꿨을 수도 있었던 것입니다.

문제는 잠입니다

수면의 문제는 그 중요성에 비해 과소평가되는 경향이 있습니다. 몇 시간 안 잔다고 해서 별 문제가 없을 것이라 생각하고 또 잠 몇 시간 줄이는 게 뭐가 대수냐는 식으로 생각합니다. 하지만 잠은 단 하루만 제대로 자지 못해도 우리 몸과 마음에 영향을 줍니다. 신체 건강은 물론 정신 건강 그리고 인지 건강에도 영향을 미칩니다.

또한 잠의 문제는 비단 하루 이틀 잘 못 자는 것에서 오는 문제로 끝나지 않습니다. 수면의 문제가 수 개월에서 수 년 이상 지속되면 누적 효과로 인해 장기적 영향이 심각한 정도에 이릅니다.

개인차가 있기는 하지만, 대부분의 사람들은 수면 시간이 부족하거나 숙면을 하지 못할 경우 이튿날 즉각적인 신체의 변화를 느낍니다. 낮 동안 피로감을 느끼고 하품을 많이 하며, 자주 조는 경향을 보입니다. 생리적으로는 스트레스 반응이 증가합니다. 전반적인 교감신경계의 활성이 높아지고 스트레스 호르몬인 코르티솔의 분비가 많아지며 혈압이 올라갑니다. 또한 혈당을 조절하는 호르몬인 인슐린 분비가 감소하고 혈당이 증가합니다. 식욕을 억제하는 호르몬인 렙틴의 분비는 감소하고, 식욕을 촉진하는 그렐린의 분비는 증가하여 전반적으로 식욕이 증가하고 많이 먹게 됩니다. 음식 중에서 특히 탄수화물에 대한 식욕이 더욱 증가합니다. 정서적으로는 관대함이 없어지고 쉽게 짜증을 내고 불안이나 우울감이 증가합니다.

이런 단기 영향보다 더 큰 문제가 장기적인 영향입니다. 수면 문제가 장기적으로 지속되면, 잠을 잘 자는 사람에 비해서 비만, 대사증후군, 고혈압, 당뇨, 심장질환 및 뇌졸중의 위험이 증가합니다.

이번 장에서는 잠이 부족하거나 잠의 질이 좋지 않을 때 우리 뇌와 몸에 미치는 다양한 영향을 살펴보면서 수면이 건강에 왜 중요한지 알아보겠습니다.

적게 자면 뚱뚱해진다

비만은 현대에 만연한 질병으로 대사증후군의 핵심 요소라 할 수 있습니다. 여러분도 잘 알다시피, 대사증후군은 고혈압, 당뇨, 심장질환 및 뇌졸중 등 심혈관계 질환의 주요 위험인자입니다. 그런데 비만과 잠은 어떤 관련이 있기에 여기서 비만 이야기를 하는 것일까요?

잠을 적게 자면 비만이 될 위험이 높아진다니 조금은 의아할 수도 있겠습니다. 하지만 수면 시간과 비만과의 연관성은 수많은 대단위 연구에서 일관성 있는 결과를 보여주고 있습니다. 즉, 잠을 적게 잘수록 체질량지수(BMI)가 높아지고, 과체중과 비만이 많아진다는 것입니다. 전 세계적으로 비만이 증가하고 수면 시간은 점차 짧아지는 추세에서 의미심장한 연구 결과입니다.

우리나라 사람들을 대상으로 한 연구 결과도 같은 경향을 보여줍니다. 20~65세 성인 8717명을 대상으로 조사한 연구에 의하면, 수면 시간이 5시간 미만인 사람은 7시간 자는 사람에 비해서 전체 비만 및 복부 비만의 연관성이 25퍼센트 정도 높았습니다. 이 연구에서 흥미로운 점은 20~40세의 젊은 남성이 여성에 비해 비만 효과가 더욱 크게 나타났다는 것입니다. 말하자면, 젊은 남성은 수면이 부족하면 여성에 비해 더 뚱뚱해질 수 있다는 이야기입니다. 특히 젊은 남성은 이때부터 복부비만이 증가하게 되는데, 잠을 잘 자면 복부비만을 예방할 수 있습니다. 이에 대한 근거는 전향적인 연구를 통해서 앞으로 증명이 되어야 하겠습니다.

　수면 부족과 비만의 관계는 성인에만 국한된 얘기가 아닙니다. 오히려 어린이와 청소년에게 더 심각한 영향을 미칠 수 있습니다. 우리나라의 12~18세 청소년 1187명의 수면 시간과 과체중을 조사해보니, 5시간 미만으로 잠을 자는 아이들은 7시간을 자는 아이들보다 과체중 위험성이 2배나 되었습니다. 아이들의 과체중과 비만은 종종 성인기의 비만으로 이어지기 때문에 이 시기부터 비만이 생기지 않도록 예방하는 노력이 필요합니다.

　잠을 적게 자면 체중이 느는 이유는 뭘까요? 그 이유는 생각보다 복합적입니다. 잠을 적게 사는 사람들은 대개 밤늦게까지 일이나 공부 혹은 여가 활동 등을 하면서 주로 실내에서 생활합니다. 움직임이 적고, 에너지 소모도 줄어든다는 뜻입니다. 한편, 잠을 적게 자니 먹을 시간이나 기회가 자연스레 늘어납니다. 밤늦게까지 깨어 있으면서 일이나 공부를 하다 보면, 괜스레 입이 심심해지고 군것질을 하고 싶은 마음이 드는 것을 경험해 보았을 것입니다.

　잠을 적게 자면 먹는 기회도 증가하지만 식욕 자체도 증가합니다. 왜 그럴까요? 시카고대학교의 슈피겔(K. Spiegel)과 타살리(E. Tasali) 연구팀은 12명의 건강하고 수면에 문제가 없는 젊은 남성들을 대상으로 실험했습니다. 실험 참가자들은 평소에 평균 8시간 정도 잠을 자는 사람들이었죠. 연구팀은 실험 참여자들에게 이틀간은 잠을 4시간만 자게 하고, 이어서 이틀간은 부족한 잠을 보충시키기 위해서 10시간 동안 자도록 했습니다. 그러고는 4시간, 10시간 수면 후에 식욕과 관계된 호르몬을 조사했습니다.

실험 참여자들은 4시간을 잔 경우, 10시간을 잔 경우에 비해서 배고픔을 더 잘 느끼고 식욕도 증가했습니다. 이들의 혈액에서 채취한 식욕 관련 호르몬을 조사해보니, 포만감을 느끼는 호르몬인 렙틴(leptin)이 18퍼센트 감소하고 식욕을 느끼는 호르몬인 그렐린이 28퍼센트 증가하였다고 합니다.

더 흥미로운 사실은 실험 기간 동안 매 시간마다 무엇을 먹고 싶은지 조사를 하였는데, 잠이 부족한 조건에서는 케이크, 쿠키 같은 단 음식과 감자칩, 짠 견과류 같은 짠 음식을 더 먹고 싶다고 응답했다는 것입니다. 다시 말해서, 잠이 부족하면 '단짠(달고 짠)' 음식이 당긴다는 이야기입니다. 이런 상황은 만성적으로 잠이 부족한 경우에도 똑같이 나타났습니다. 실험 결과는 잠을 적게 자거나 잠이 부족하면, 에너지 소모는 줄어들고, 칼로리 섭취는 증가하여 결국은 체중이 증가하고 비만이 될 위험이 높아진다는 것을 보여주고 있습니다.

수면장애로 체중이 늘어난 사례도 많습니다. 언젠가 스물다섯의 한 여성이 내원을 했는데, 이 환자의 증상은 이러했습니다. 대략 6년 전부터 잠을 자다가 일어나 음식을 먹는데, 거의 매일, 하룻밤에도 한두 번 정도 일어나서 음식을 먹었다고 합니다. 밤에 잠자리에 들고 나서 1~2시간 후 깨어나 집 안을 돌아다니다 주방으로 가서 음식을 먹었는데요, 주로 냉장고에 들어 있던 케이크, 빵을 꺼내 먹고 우유나 주스를 마셨습니다. 하지만 아침에 일어나면 간밤에 자다가 일어나 음식을 먹었다는 것을 대부분 기억하지 못했습니다. 이런 탓인지 아침부터 점심까지 배가 더부룩하고 입맛이 전혀 없었지만, 저녁부터는 식욕이 생기고 달고 짠 음식이 자꾸 먹고 싶어졌다고 했습니다. 키 160센티미터에 체중 69킬로그램, 신체체질량 지수(BMI) 26.9로 비만상태였는데도 이 환자는 자기가 별로 먹지도 않는데 계속 체중이 는다고 합니다. 최근에는 코골이도 생기고 숙면을 하지 못하며 낮에 많이 졸려서 일상생활이 힘들다고 토로합니다.

5시간 자면 심혈관계 질환에 2배 더 걸린다

영국의 총리로 제2차 세계대전에서 나치 독일에 맞서 싸웠으며, 민주주의와 자유를 수호한 인물인 윈스턴 처칠, 그러나 처칠은 비만과 알코올중독에 시달렸고, 잠을 잘 때 심한 코골이와 숨이 멈추는 수면장애가 있었다고 합니다. 90세에 사망한 처칠은 사망원인이 뇌졸중으로 알려져 있습니다. 지금 되짚어보면 처칠은 폐쇄성 수면무호흡증으로 인한 저산소혈증과 고혈압이 사망에 영향을 미

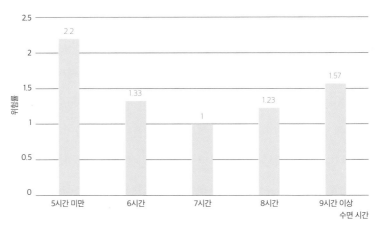

그림 3-1   **수면 시간과 심혈관질환 위험률. 수면이 너무 부족하거나, 지나치게 많이 자면 위험이 증가한다.**

친 것으로 보입니다.

　수면은 비만에 영향을 주는 것에만 그치지 않습니다. 수면이 만성적으로 부족하면, 만성질환의 위험이 증가합니다. 유럽에서 23620명의 성인들을 대상으로 2~3년 간격으로 평균 8년간 추적 조사한 연구 결과를 한번 보겠습니다. 이 연구에서 수면 시간이 6시간 이내인 참여자들은 수면 시간이 7~8시간인 사람들에 비해서 모든 종류의 만성질환 위험률이 1.3배로 높았고, 뇌졸중 2배, 심근경색 1.4배, 그리고 암은 1.4배 정도로 높게 발병했습니다. 만성 수면 부족, 특히 6시간 미만의 수면은 만성 질환의 위험을 증가시킨다는 것을 잘 보여준 연구입니다.

　미국에서 진행한 연구도 비슷한 결과를 보입니다. 5시간 미만을 잔 경우 7시간 수면한 것에 비해 심혈관질환 유병률이 2.2배 높았고, 6시간 수면인 경우에는 1.3배 정도 높게 나타났습니다. 또한, 수면 시간이 9시간 이상으로 많은 사람들도 심혈관질환이 1.6배 정도 높았습니다. 따라서, 수면 시간 부족뿐만 아니라, 지나치게 길게 자는 경우에도 건강에 좋지 않다는 것을 알 수 있습니다.

한편, 수면 부족의 영향은 60세 이상 노인보다는 60세 미만의 성인에서 더 뚜렷했습니다. 따라서 젊었을 때 수면이 부족하지 않도록 더 신경을 써야 할 것입니다.

미국에서는 11년 이상 장기 추적 관찰한 대단위 전향적 연구를 진행했는데, 여기서 수면 시간이 6시간 이하로 적으면서 동시에 불면증상을 호소하는 경우에만 심혈관질환 발생이 29퍼센트 높게 발생했습니다. 이 연구 결과는 잠을 적게 자더라도 수면에 문제가 없으면 괜찮다는 의미로 해석하기보다는 수면 시간이 적으면서 수면의 질도 좋지 않으면 심혈관질환 위험이 가중된다는 의미로 받아들여야 합니다. 즉, 수면의 양과 질이 모두 좋지 않으면 더욱 위험할 수 있다는 점을 시사합니다.

수면 부족이나 수면장애가 고혈압 및 당뇨병과 연관이 있다는 사실도 많은 연구에서 밝혀졌습니다. 35~55세의 고혈압이 없는 성인 1만여 명을 5년 정도 추적 관찰한 영국의 전향적 연구를 보면, 여성 중 6시간 수면을 취한 사람은 7시간 수면을 취한 사람에 비해 고혈압 발생률이 1.31배, 5시간 수면을 취한 사람은 1.42배

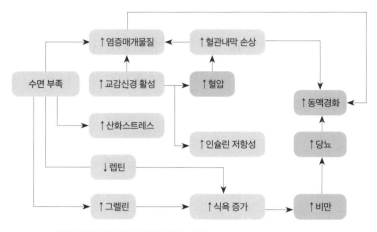

그림 3-2   수면 부족이 심혈관계 질환에 미치는 기전

높았습니다. 이 연구에서 남성은 수면 부족이 고혈압 발생에 영향을 미치지 않는 것으로 나타났습니다.

우리나라 연구를 보아도 마찬가지입니다. 19세 이상 성인 5400여 명을 대상으로 조사한 연구를 보면, 65세 미만 성인에서 5시간 이하로 수면을 하는 경우 7시간 수면보다 고혈압 연관성이 1.5배 높게 나타났습니다.

수면이 부족하거나 도중에 자주 깨는 등 수면의 질이 좋지 않으면, 몸에 전반적인 염증 반응 신호가 올라갑니다. 사이토카인 같은 염증 촉진 물질이 분비되고, 이러한 물질들이 혈관 내 세포를 손상시킵니다. 심혈관질환은 말 그대로 혈관의 질환인데요, 혈관이 손상되어 막히거나 터지면서 문제를 일으킵니다.

우리가 잠이 들어 깊은 수면 상태가 되면 교감신경계 활성이 감소하고, 부교감신경계가 활성화되어 심혈관계가 전반적으로 안정됩니다. 하지만, 수면이 부족하거나 자주 깨면 교감신경의 활성이 증가하고 혈압이 상승하며 염증 반응을 촉진하여, 혈관벽 손상을 일으키는 원인이 됩니다. 또한, 인슐린 저항성을 증가시켜 혈당을 높이고 당뇨 위험을 증가시킵니다. 잠을 적게 자면 식욕이 증가하여 음식 섭취가 증가하면서 비만이 잘 생깁니다. 그리고 잘 알다시피 비만은 동맥경화증을 촉진하는 요인이 됩니다.

잠과 사망률의 관계

앞서 이야기했듯 성인의 경우 건강에 좋은 최적의 수면 시간은 7~8시간입니다. 그 근거는 무엇일까요? 바로 수면 시간과 사망률의 관계를 대단위로 조사한 많은 연구에서 7시간 내지 8시간 정도 자는 것이 전체사망률(특정 원인이 아닌 모든 원인들과 연관된 사망률)이 가장 낮았기 때문입니다.

　가장 대표적인 연구는 2002년에 발표된 미국의 제2차 암예방 연구 결과입니다. 당시 연구에서 30세 이상 성인 110만 명을 대상으로 6년간 관찰했는데, 수면 시간이 7시간인 경우 사망률이 가장 낮았습니다. 잠을 적게 자는 것은 불면감 자각, 수면제 복용 및 기타 다른 동반 질환들을 통제하였을 때도 독립적인 위험인자였습니다.

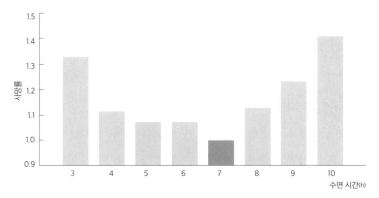

그림 3-3 　수면 시간과 사망률 간의 연관성. 수면 시간이 7시간일 때 사망률이 가장 낮았고, 이보다 적게 자거나 너무 많이 자면 사망률이 높게 나왔다.

　　흥미로운 것은 적게 자는 것뿐만 아니라 9시간 이상의 수면, 즉 지나치게 많이 자는 것도 높은 사망률과 상관관계가 있었다는 점입니다. 따라서 수면 시간과 사망률의 관계를 그래프로 그리면 U자형이 됩니다. 특히, 5시간 미만, 10시간 이상의 수면은 위험도가 확실히 증가하기 때문에 극단적으로 적게 자거나 많이 자는 것은 생명을 단축시키는 일임을 알아야 합니다.

　　우리나라에서 진행한 다기관 암 코호트 조사에서 20세 이상 성인 13000여 명을 9년 이상 추적 관찰한 연구도 역시 비슷한 결과였습니다. 이 연구에서 전체 사망률은 수면 시간이 5시간 미만과 10시간 이상인 경우 7~8시간인 경우보다 각각 21퍼센트, 36퍼센트 높아, 역시 U자형 패턴을 보였습니다. 이렇듯 수면 시간과 건강과의 관계는 한마디로 표현하면 과유불급(過猶不及)이라 할 수 있습니다.

수면 부족뿐만 아니라, 수면질환이 있는 경우에도 사망률과 심혈관질환의 위험이 증가합니다. 특히 남성 중 잠을 자면서 숨을 쉬지 않는 이른바 수면무호흡증이 있는 사람들은 주의가 필요합니다. 왜냐하면 폐쇄성 수면무호흡증은 수면장애 중에서 높은 사망률과 연관이 있는 질환으로 가장 널리 알려져 있기 때문입니다.

폐쇄성 수면무호흡증은 수면 중 상기도가 반복적으로 좁아지면서 혈중 산소포화도가 감소하고, 또 잠을 자는 도중 자주 미세각성을 일으키며, 교감신경계 활성이 증가해 혈압이 상승하고 체내염증 반응을 증가시킵니다. 이로써 수면무호흡증은 심혈관질환 사망률을 유의미하게 높입니다.

성인 1522명을 18년간 추적한 미국 위스콘신 수면 코호트 연구에서 중증 수면무호흡증이 있는 사람은 수면무호흡이 없는 사람에 비해 전체사망률이 3.8배 높았고, 심혈관계질환 위험은 5.2배 높았습니다. 성인 6천여 명을 8년간 추적 관찰한 미국 수면심장건강연구(Sleep Heart Health Study)에서도 중증 수면무호흡증이 있는 사람은 수면무호흡증이 없는 사람에 비해 종합사망률이 1.5배 높았습니다. 특히, 이 연구를 보면 여성은 별 영향이 없는데 반해, 남성의 경우에는 위험률이 2배로 높아 여성보다는 남성이 위험에 더 취약한 것으로 나타났습니다.

코골이와 수면무호흡증 치료를 위해 많이 사용하는 양압기와 관련해 반길 만한 연구 결과도 있습니다. 유럽에서 실시한 최근의 연구를 보면, 수면무호흡증 환자가 양압기 치료를 받은 경우에는 그렇지 않은 경우에 비해 생존율이 5배 정도 높게 나타난 것이죠. 이런 사례를 보면 수면무호흡증은 사망 위험을 높이지만 잘 치료를 받는다면 충분히 예방이 가능한 수면장애라는 것을 알 수 있습니다.

치매의 원인 아밀로이드를 청소하는 잠

앞서 우리는 잠이 뇌에 쌓인 독성 단백질인 아밀로이드를 배출해 이른바 뇌의 청소부 역할을 한다고 이야기했습니다. 그런데 치매의 가장 흔한 원인 질환인 알츠하이머병이 바로 이 아밀로이드와 관련이 깊습니다.

우리 뇌가 활동하면서 생긴 대사산물은 잠을 통해서 배출되고 해소됩니다. 하지만 대뇌에 독성 베타아밀로이드 단백질이 쌓이면, 신경세포 내에 과인산화된 타우 단백질이 응집되어 신경원섬유매듭을 이루면서 결국 신경세포들을 퇴화시켜 치매가 일어납니다.

익히 잘 알려져 있습니다만 알츠하이머병은 아직까지 효과적인 치료제가 나오지 않고 있습니다. 그런데, 최근 치매연구자들이 수면에 많은 관심을 보이기 시작하고 있습니다. 수면에 문제가 있으면 아밀로이드 단백질이 증가하고, 치매의 위험이 증가한다는 사실이 확인되었기 때문입니다. 또한, 수면의 질을 떨어뜨리는 수면무호흡증을 치료하면 아밀로이드 단백질이 의미있게 감소한다는 연구 결과도 있어, 수면을 잘 관리하면 치매의 위험을 줄일 수 있을 것으로 보입니다.

이를 뒷받침하는 관련 실험이 있습니다. 건강한 성인을 하룻밤을 꼬박 새우게 한 후에 뇌척수액의 아밀로이드 농도를 검사해보니, 잠을 제대로 잔 경우에 비해서 아밀로이드 농도가 25~30퍼센트 정도 증가했고, 아밀로이드 PET 검사에서 아밀로이드 침착이 의미있게 증가했습니다.

65세 이상 노인에서 조사한 수면 시간과 아밀로이드 PET 활성도 및 인지 기능과의 관계를 보면, 잠을 6시간 미만과 9시간 이상 잔다고 응답한 노인들은 7~8시간 잔 노인에 비해서 아밀로이드 침착 정도가 높았고, 또한 인지 기능검사 척도인 MMSE 점수도 낮은 것으로 나타났습니다. 말하자면 수면 시간이 부족하거나 너무 많으면 노인이 치매에 걸릴 위험이 커졌습니다.

최근에 발표된 대규모 장기 추적관찰 연구는 중년기의 부족한 수면이 노년기에 치매 위험을 증가시킨다는 강력한 증거를 제시하고 있습니다. 영국에서 10만여 명을 25년간 추적 관찰하면서 수면 시간과 치매 발생의 관계를 연구한 결과, 50~60대에 6시간보다 적게 잠을 잔 사람들은 7시간 잔 사람에 비해 치매가 20~30퍼센트

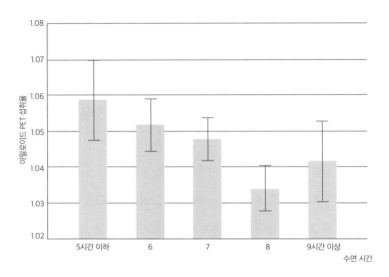

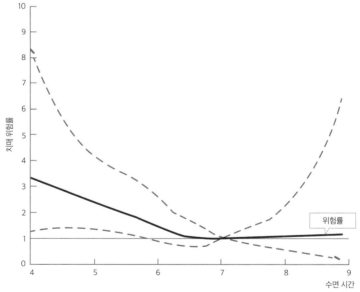

그림 3-4 노인에서 수면 시간과 아밀로이드 침착 및 인지 기능과의 관계. 수면 시간이 7~8시간보다 적거나 많으면 아밀로이드 단백질이 더 많이 쌓이고 인지 기능은 떨어진다. 점선은 95퍼센트 신뢰구간을 의미한다.

정도 많이 발생했습니다. 7시간 이상 자는 사람도 적게 잔 경우와 비슷하게 치매 발생이 높았습니다. 특히, 50대부터 나이가 들어가면서 70대까지 지속적으로 잠을 적게 자는 사람들의 치매 발생률이 가장 높았습니다.

잠을 제대로 못 자면 치매 위험이 높아지는 이유는 무엇일까요? 좀 전에도 이야기했지만 신경세포의 활발한 활동은 필연적으로 베타아밀로이드 단백질과 같은 독성물질의 생성이 동반되는데, 이런 대사산물이 뇌에서 적절히 제거되어야 건강한 뇌 기능을 유지할 수 있습니다.

하지만 말초조직과 달리 뇌에는 혈액에서 직접 영양분을 공급받고 대사산물을 배출하는 림프시스템이 존재하지 않습니다. 대신 뇌에는 글림프시스템이 있습니다. 글림프시스템은 뇌에서 생성된 대사산물을 배출하는 펌프 기능을 합니다. 말하자면 글림프시스템은 뇌동맥에서 발생하는 펄스에 의해서 생성된 에너지파가 뇌척수액과 세포간질액을 정맥 쪽으로 전달하면서 세포간질액에 포함되어 있는 대사물질 찌꺼기를 배설하는 기능을 합니다.

아울러 글림프시스템은 각성보다 수면, 특히 깊은 수면 중에 두 배 정도의 속도로 청소가 일어난다는 사실이 밝혀졌습니다. 따라서, 수면이 좋지 않거나 수면장애가 있다면 아밀로이드 단백질의 배설이 감소하면서 뇌 내 축적이 증가하여 치매의 발생 위험을 높인다는 것을 예상할 수 있습니다.

수면에는 감정을 조절하는 기능이 있다

주위의 친구나 가족 중에서 수면이 부족하면 무드가 전반적으로 가라앉고 짜증이 많아지며, 쉽게 감정이 폭발하는 것을 어렵지 않게 볼 수 있습니다. 실제로 많은 연구에서 잠을 못 자면 자신의 감정 조절 및 상대방의 감정 상태를 평가하는 데 어려움이 생긴다고 보고합니다. 특히, 나쁜 감정에 더 나쁜 평가를 하거나, 중립적인 상황이나 감정을 부정적으로 평가하는 경향을 보이죠. 또한, 곤란하거나 당황스러운 상황에 처하게 되었을 때 부정적인 생각을 더 많이 하거나, 다른 사람에게 비난의 화살을 더 많이 돌린다고 합니다.

  잠이 부족하면 자존감이 감소하고 타인에 대한 관대함이 떨어지며, 쉽게 좌절하고, 어려운 상황을 못 견디며, 문제해결 능력이 떨어집니다. 이런 상황이 단지 졸려서 혹은 각성도가 떨어져서 발생하는 것 같지는 않습니다.

  잠이 부족한 참가자들에게 카페인을 충분히 마시게 한 후, 즉 졸리지 않게 한 후 감정 평가를 하게 한 실험이 있습니다. 참가자들은 졸리지 않았음에도 여전히 감정 평가에서 어려움을 나타냈습니다. 이는 수면 부족으로 인한 감정 평가와 조절의 문제가 단지 졸려서 혹은 각성도가 떨어짐으로써 나타나는 것은 아니라는 점을 이야기합니다. 말하자면, 수면 자체에 감정을 조절하는 기능이 내재되어 있다는 것을 시사하고, 이런 감정 조절 기능은 커피나 각성제로 해결될 수 없다는 뜻입니다.

잠을 못 자면 왜 감정 조절에 문제가 생기는 걸까요? 감정 자극이 오면 뇌의 편도는 이를 감지하고 처리하며, 내측 앞이마엽은 감지된 감정 자극을 적절히 통제하는 역할을 합니다. 신경영상 연구를 보면, 잠이 부족할 때 편도가 지나치게 활성화되고, 내측 앞이마엽과 편도 사이의 연결이 떨어지면서 적절한 감정 통제가 이루어지지 않음을 볼 수 있습니다. 이것이 바로 잠이 부족하면 감정 평가와 조절이 제대로 이루어지지 않는 하나의 이유입니다.

수면장애가 있는 경우는 정신적 삶에 더 큰 영향을 줍니다. 불면증, 과다수면 그리고 수면무호흡증이나 하지불안증후군 환자는 일반인에 비해 우울장애가 2~3배 정도 높다고 하는 연구 결과들이 있습니다. 또한 수면장애는 우울, 불안 및 약물남용이 발생할 위험이 증가합니다.

특히 젊은 나이에 불면증이 있으면 나이가 들어서 우울증이 더 잘 발생한다는 연구 결과가 있으니 유의해야 합니다. 존스홉킨스 의과대학 재학생 1000여 명을 대상으로 30년 이상 장기 추적 관찰한 연구를 보면, 학생시절 불면증을 호소한 학생들은 나이가 들어서 주요 우울장애가 2배 정도 많은 것으로 나타났습니다. 이런 경향은 노인에서도 비슷했습니다. 65세 이상 노인에서 불면증이나 주간졸림증이 있는 경우 4년 뒤 우울증의 발생이 2배 정도 증가했습니다.

한편, 정신과적 문제가 있을 때 수면장애가 흔히 동반하거나, 수면장애가 정신질환의 초기 증상 내지는 선행 증상으로 나타나기도 합니다. 조사에 따르면 정신질환 환자의 50~80퍼센트가 수면장애를 겪는다고 합니다. 또한 일반인에서는 불면증을 겪는 사람이 10퍼센트 정도이지만, 주요 우울장애 환자에서는 65퍼센트가 불면증에 시달리고 있었습니다. 주요 우울장애에서 수면장애는 가장 흔한 증상 중 하나이며, 우울증 진단기준의 한 증상이기도 합니다.

그렇다면 불면증을 치료하면 정신 증상이 개선이 될 수 있을까요? 답을 미리 이야기하면 그렇습니다. 2017년 영국의 프리먼과 굿윈 연구팀이 수행한 연구를 보면, 대학생 3755명을 대상으로 불면증을 위한 디지털 인지행동치료를 했을 때, 일반적인 치료를 한 경우에 비해서 의미 있게 정신 증상이 개선되었습니다. 이는 불면증이 정신질환의 원인이 될 수 있으며, 수면장애 개선이 정신질환을 예방하는 데 효과가 있다는 것을 말합니다.

자살 위험과 수면

우리나라는 자살률이 세계에서 가장 높고 지속적으로 높은 상태를 유지하고 있어 국가적으로 커다란 문제입니다. 자살은 우리나라 10~30대의 사망원인 1위이고, 40~50대에서도 사망원인 2위이며, 노령층 자살률은 다른 나라에 비해 3배 정도 높습니다. 이렇듯 국가적인 문제인 자살의 위험을 증가시키는 다양한 요인들 중 수면이 관련되어 있다는 연구 결과가 계속 나오고 있습니다.

우리나라 성인을 대상으로 한 연구를 보면 수면 시간이 5시간 이하로 부족하거나 9시간 이상으로 지나치게 많으면 자살 사고(思考) 및 자살 시도가 증가하는 것으로 나타났습니다. 청소년도 마찬가지였습니다. 청소년기의 수면 시간 부족은 우울감을 증가시키고 자살 사고를 높였습니다. 우울감의 영향을 배제하더라도 자살 사고는 여전히 통계적 유의성이 있었습니다. 청소년들의 스마트 기기 사용과 관련해서도 흥미로운 연구가 있습니다. 청소년기에 취침 시각 이후에도 스마트기기를 사용하는 경우 수면 시간을 감소시키고, 우울감 및 자살 사고를 높인다는 것입니다. 이후 살펴보겠지만 침실에서의 스마트기기 사용은 수면에 직접적 영향을 미치기 때문에 주의해서 사용할 필요가 있습니다.

수면 시간 부족 외에도 수면의 질을 떨어트리는 수면장애도 자살 사고의 위험을 증가시킵니다. 일본에서 30세 이상 성인 15000여 명을 대상으로 평균 7년간 추적 관찰을 한 연구를 보면 수면장애로 인해 48명이 실제로 자살했는데요, 이들은 스트레스, 건강하지 못하다는 주관적인 느낌, 그리고 불면증을 호소하는 경우가 많았다고 합니다.

실제 자살에 대한 위험도는 불면증이 있는 경우가 그렇지 않은 경우보다 2.4배나 높았고, 자살 시도로 응급실을 방문한 환자들을 대상으로 조사한 연구에서는 자살 시도자의 92퍼센트가 하나 이상의 불면 증상을 가지고 있었습니다. 미국의 인구집단 연구에서도 불면 증상을 가지고 있는 경우 자살 위험률이 2.5배 정도 높게 나타났습니다. 이렇듯 많은 연구가 불면증이 자살과 연관이 있다고 지적합니다.

하지불안증후군은 다리에 불편한 증상 그리고 자꾸 다리를 움직이고 싶은 충동을 느끼는 수면장애로 자기 전에 시작되거나 악화되는 것이 특징입니다. 하지불안증후군 환자들은 다리의 불쾌한 느낌과 함께 잠을 이루지 못하고, 증상을 완화시키기 위해 밤늦게까지 다리를 주무르거나 돌아다니기도 합니다. 심한 경우 환자들은 '다리를 잘라내고 싶다'든가, '창문에서 뛰어내리고 싶다'는 등 자해 사고와 자살 사고를 호소하기도 합니다. 이런 탓인지 하지불안증후군 환자는 일반인에 비해 자살 및 자해 사고 위험률이 4배 이상 높았습니다.

청소년이든 성인이든 나이와 관계없이 수면 문제가 있는 사람은 자살 위험이 높다는 점은 자살률이 세계 최고인 우리나라에서 시사하는 바가 특히 큽니다. 왜냐하면 대부분의 수면 문제는 예방과 치료가 가능하기 때문입니다. 수면에 대한 중요성과 올바른 인식을 통해서 수면 부족을 개선하고, 수면장애를 조기에 발견하여 치료한다면 자살률을 상당히 낮출 수 있을 것입니다.

심야시간대의 운전을 제한해야

2016년 7월 17일 오후 5시 54분에 강원도 평창군 봉평면 영동고속도로 봉평터널 입구에서 시속 91킬로미터로 달리던 관광버스가 앞서 가던 승용차를 비롯한 차량 4대를 한 번의 멈춤도 없이 그대로 들이받아 5중 추돌을 일으키는 사고가 있었습니다. 이 사고로 승용차에 타고 있던 20대 여성 4명이 현장에서 사망하였고, 다른 차량의 운전자와 탑승자 등 총 37명이 부상을 입었습니다. 원인은 졸음운전이었습니다. 이 사고는 졸음운전의 위험성을 다시 한번 일깨워준 충격적인 사건이었습니다.

수면 부족이나 수면장애는 사고의 위험을 높입니다. 우주선 챌린저호 사고, 체르노빌 원전 사고, 엑슨 발데즈 유조선 사고 등 재앙에 가까운 초대형 사고들이 모두 승무원들의 수면 부족이나 적절치 못한 수면 시간대와 연관이 있었다고 합니다. 물론 이와 같은 큰 사고는 드물게 일어나지만, 졸음운전은 누구나 경험하고 또 언제나 일어날 수 있는 사고입니다.

졸음운전은 음주운전과 함께 고속도로 교통사고의 주요 원인으로 꼽히는데요, 전체 교통사고 원인의 대략 20퍼센트 정도를 차지하고 있습니다. 그뿐만 아니라 운전을 하는 많은 사람들이 경험했을 정도로 보편적입니다. 우리나라 운전자의 대략 4분의 1이 졸음운전을 경험했으며, 이 중에서 3분의 1가량이 최근 한 달에 한 번 이상 운전 중 졸았다는 조사결과도 있습니다.

졸음운전과 연관성이 있는 인자(因子)로는 남성, 사무직, 우울증, 주간과다졸림증, 습관성 코골이, 그리고 수면 부족이었습니다. 교통안전공단의 '졸음운전 운전자 설문 보고자료'에 따르면 졸음운전의 제일 흔한 원인으로 피로 누적 및 식곤증을 꼽아 위와 유사한 결과를 보였습니다. 졸음운전의 원인인 피로 및 식곤증은 대부분 수면 부족 혹은 수면장애에 기인하는 것으로 수면이 가장 중요함을 보여줍니다.

그렇다면 수면이 부족한 상태에서 운전하는 것을 무엇에 비유할 수 있을까요? 뢰허(T. Roeher) 연구팀의 연구 결과에 따르면 평소 수면 시간보다 4시간 부족하면 혈중 알코올농도 0.04퍼센트에 버금가는 정도로 졸리고 수행력이 떨어지며, 한숨도 자지 않으면 면허취소 수준인 혈중 알코올농도 0.09퍼센트보다 2배 정도 수행력이 떨어진다고 합니다. 다시 말해, 수면 부족은 음주에 버금가는 심각한 상태인 것입니다.

그뿐만 아니라 졸음운전 시 운전자의 의식은 수 초에서 수십 초 동안 외부의 자극을 감지하지 못하고 반응을 전혀 하지 못하는 이른바 미세수면(microsleep) 상태가 됩니다. 만약 시속 100킬로미터로 달리는 차의 운전자가 이런 미세수면 상태에서 10초 정도만 있더라도 약 280여 미터를 무의식 상태에서 달리는 것입니다. 생각만 해도 아찔하고 끔찍한 상황이라고 할 수 있습니다.

졸음운전으로 인한 교통사고는 일반 교통사고와 달리, 위험을 피하고자 하는 회피반응이 없고 따라서 인명사고를 동반하는 대형사고로 이어지는 경우가 많아 치사율이 일반 교통사고의 2배나 됩니다. 2012~2014년도 고속도로 사고통계를 분석한 결과를 보면, 전체 사망자(942명)의 10.8퍼센트인 102명이 졸음운전으로 사망한 것으로 나타났는데요, 이는 전체 고속도로 사고 치사율보다 약 1.8배 높았습니다.

한편, 수면 부족뿐만 아니라 수면무호흡증, 불면증, 일주기리듬 장애 및 기면병 등 다양한 수면 질환도 심한 주간졸림증을 초래할 수 있어 졸음운전의 주요한 원인이 됩니다. 연구에 따르면 교통사고 발생 위험은 불면증이 있는 경우는 1.78배, 수면무호흡증이 있는 경우는 2.09배, 기면병이 있는 경우는 8.78배 증가했습니다.

그렇다면 교통사고로 인한 사망 사고는 언제 가장 많이 일어날까요? 사망 사고가 많은 시간대는 수면과 관련해 의미심장합니다. 경찰청 통계에 의하면, 교통사고로 인한 사망 사고는 심야인 새벽 4~6시에 가장 많이 일어난다고 합니다. 새벽은 일주기리듬에서 가장 깊이 잠드는 시간으로 수면-각성 주기가 교통사고의 사망과 연관성이 있음을 시사하는 자료라고 할 수 있습니다.

또한, 교대 근무자가 심야 근무를 마치고 아침에 귀가할 때도 졸음운전이 많이 발생합니다. 수면이 부족하지 않더라도 일주기 리듬이 맞지 않으면 졸음운전의 위험이 증가하는 것이죠. 따라서 졸음운전은 단순히 피로가 누적되어서가 아니라, 수면 부족 혹은 동반된 수면질환에 의해 발생한다는 것을 인식해야 합니다.

수면 부족으로 인한 졸음운전은 부족한 수면을 보충하거나 적절히 치료받음으로써 많은 부분 개선될 수 있습니다. 졸음운전을 예방하려면 우선, 평소 수면 시간을 충분히 가져야 합니다. 특히 장거리 운전 전날에는 수면을 충분히 취해야 합니다. 또한 운전 중에 졸리면 무조건 쉬고 잠을 자야 합니다. 잠깐이라도 잠을 보충하는 것이 졸음운전 사고의 가장 중요한 예방책입니다. 국토교통부 조사 자료에 의하면, 졸음 쉼터 운영 후에 사고 발생 건수 및 사망률이 상당히 감소했습니다. 졸음 쉼터를 적극적으로 이용하는 것이 좋습니다.

둘째, 수면장애는 졸음운전의 중요한 원인임을 인식하고, 낮에 과도하게 졸리고 피로함을 느끼면 수면장애를 의심해 보고 진료받아야 합니다. 특히 직업운전자는 수면무호흡증후군이나 기면병과 같은 수면질환에 대한 선별검사가 필요하며, 선별검사에서 수면질환이 의심되는 경우에는 수면전문의를 만나 적절한 치료를 받을 수 있도록 제도적 장치가 마련되어야 합니다. 많은 연구 결과가 수면장애를 적절히 치료하면 졸음운전을 예방할 수 있음을 보여주고 있습니다.

셋째, 운전을 오래하면 운전자의 주의력과 각성 수준을 저하시킵니다. 2시간 연속으로 운전했을 때는 적절한 휴식을 취해야 합니다. 이와 관련하여 현재 시행령이 제정되어 있으나 현장에서 제대로 실행되지 않고 있기 때문에 보다 더 강력한 계도가 필요합니다.

넷째, 사망사고율이 가장 높은 심야시간대의 운전을 법적으로 제한해야 합니다. 심야는 수면-각성 주기에서 가장 깊은 수면을 취하는 시간대로, 어떠한 방법으로도 졸음운전을 방지하거나 물리치기가 어렵습니다.

수면 문제의 경제적 비용

현대를 살아가는 사람들은 나라를 막론하고 대부분 수면 부족(성인에서 수면 시간이 7시간 미만인 경우)을 겪고 있습니다. 유럽 및 미국인의 3분의 1 정도가 수면 부족에 시달리고 있고, 우리나라를 비롯한 아시아권 국가에서는 이보다 더 많은 절반 정도의 사람들이 수면 부족 상태에 있습니다. 수면 부족은 사망률을 높이고, 일자리에서 생산성을 떨어뜨리며, 안전사고의 위험을 높입니다. OECD 5개국(미국, 캐나다, 영국, 독일, 일본)을 대상으로 조사한 연구에 의하면, 수면 부족의 경제적 비용이 국내총생산량(GDP)의 약 2퍼센트 정도에 달했

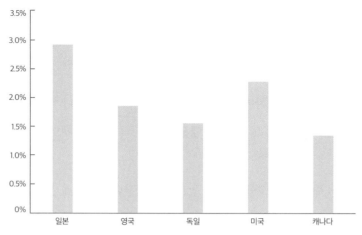

그림 3-5　수면 부족이 OECD 국가별 국내총생산에 미치는 경제적 손실

습니다.

　그뿐만 아니라 수면장애는 수면의 질을 저하시키고, 수면 시간도 부족하게 만듭니다. 따라서 단순히 적게 자는 수면 부족보다 더 심각한 영향을 미칠 수 있습니다. 호주에서 분석한 자료에 따르면 만성불면증, 수면무호흡증, 하지불안증후군 같은 수면장애의 경제적 비용은 수면 부족이 초래한 경제적 손실 비용의 두 배인 (호주 국내총생산의) 약 4퍼센트에 달했습니다.

　이 보고에서 주목할 점은 수면장애에 드는 치료비용보다 수면장애로 인한 건강한 삶의 손실과 기대수명의 단축이 약 4배 정도 더 큰 경제적 손실을 초래하는 것으로 나타났다는 점입니다.

　우리나라에서도 비슷한 연구 결과가 있습니다. 2018년에 발표된 경기연구원의 연구 보고에 의하면, 2016년을 기준으로 근로자들의 수면장애로 인한 전국 생산성 손실액은 11조 497억 원, 경기도 내 생산성 손실액은 2조 6470억 원인 것으로 추산되었습니다. 물론 아직까지 우리나라에서는 수면 문제에 대한 비용 및 경제적 손실에 대한 연구가 거의 없는 상태로 좀 더 체계적인 연구가 필요합니다.

수면 문제가 막대한 사회적 부담과 국가적 차원의 경제적 손실을 초래한다는 사실은 수면 문제가 단순히 개인의 건강 차원 문제가 아니라 사회적 안녕과 국가 복지에서 중요한 요소임을 의미합니다.

4장

슬기로운 수면생활

Sleep on it

성급하게 결정하지 말고 하룻밤 자고 나서 신중하게 결정하라는 의미의 관용구

지금까지 우리는 잠에 대한 의학적 정의에서부터, 수면의 구조, 수면에 문제가 생겼을 때 나타나는 문제 등 수면에 관한 전반적인 이야기를 살펴보았습니다. 사실, 수면에 관한 과학적이고 의학적인 설명은 한 사회의 수면에 대한 인식 그리고 각 개인이 잠에 대해 가지고 있는 생각과 여러 가지 면에서 간극이 있습니다. 특히 잠을 줄여가며 입시 준비를 해야 하거나 그래야 좋은 성적을 낼 수 있다고 믿는 부모와 학생들에서 잠에 대한 오해와 잘못된 인식을 확인할 수 있습니다.

언젠가 제가 근무하는 수면클리닉에 고등학교 2학년 남학생이 엄마 손에 이끌려 방문한 적이 있습니다. 부모의 이야기로는 이 학생이 학원에서 너무 심하게 졸아서 학원 선생님이 기면병이 의심되니 병원에 가서 진료를 받아보라 해서 왔다는 것이었습니다.

학생의 수면 습관을 보니, 주중에는 학원 갔다가 밤 10시 넘어서 집에 오고 잠은 새벽 1시경에 잤습니다. 아침에는 7시에 일어나서 학교에 가는데, 일어나기가 너무 힘들고 학교에 가서는 오전 수업 내내 책상에 엎드려 자는 습관이 있었습니다.

오후 시간대에는 그래도 좀 나아져 정신을 차리고 보내나 방과 후에 학원에 가면 저녁 내내 너무 졸렸고, 서서 수업을 들어도 졸릴 만큼 상황이 좋지 않아 도저히 공부를 제대로 할 수가 없었습니다. 주말에는 새벽 2시쯤에 취침해서 아침 8시에 일어나 학원을 갔습니다. 어쩌다 하루 실컷 자면 그날은 정신이 맑고 별로 졸리지도 않았다고 합니다.

이 학생의 야간 수면 시간은 6시간 정도로 같은 또래 나이대의 적정 수면 시간인 8~9시간에서 2시간 이상 부족했고, 이런 수면 부족이 오랫동안 누적된 상태로 파악이 되었습니다.

저는 학생의 부모에게 학생은 기면병이 아니라 만성 수면 부족에 의한 심각한 주간졸림증이라고 설명했습니다. 하지만 부모는 납득하지 못하고 기면병 검사를 받고 싶다고 했습니다. 그래서 기면병을 제대로 진단하기 위해서는 우선 만성 수면 부족 상태를 2주 정도 해소한 후, 즉 2주간 실컷 자게 놔둔 후에 검사해야 정확한 검사를 할 수 있다고 설명했습니다.

이 설명을 들은 학생의 엄마는 너무도 기가 막힌다는 표정으로 이렇게 반문했습니다.

"고등학교 2학년 학생이 어떻게 2주간 실컷 잠을 잘 수 있죠?"

아이가 8시간씩 잠을 자는 것을 부모는 도저히 받아들이지 못하는 것이었습니다.

대부분의 학부모들이 가지고 있는 잠에 대한 생각은 이 부모의 생각과 크게 다르지 않을 것이라 봅니다. 잠쯤은 줄일 수 있고, 또 입시생이라면 당연히 줄여서 공부하는 데 노력을 쏟아야 한다고 생각할 것입니다. 예나지금이나 사람들은 한 시간 덜 자면 시험에 합격하고 한 시간 더 자면 떨어진다는 말이 틀리지 않다고 여깁니다.

하지만 과학적으로 보면 잠을 줄이고, 덜 자는 것만이 능사는 아닙니다. 오히려 수면 부족은 학습의 능률을 떨어트리고 기억력을 약화시킵니다. 잠은 휴식의 시간이며 기억력을 강화하고 창의력을 높이며 학습 능력을 향상시키는 중요한 시간입니다. 이 일화는 우리가 얼마나 잠에 대해 오해하고 있는지, 또 우리 자신의 수면 습관에 대해 얼마나 모르는지를 잘 보여줍니다.

자신의 수면 습관을 알라

사실 수면에 대한 잘못된 인식을 바꾸는 것은 쉽지가 않습니다. 정말 크게 문제가 되지 않는 한 우리는 잠을 대수롭지 않게 생각하기 일쑤입니다. 하지만 건강한 삶을 위해서는 매일 매일의 일상에서 차곡차곡 건강하고 좋은 잠을 쌓아야 합니다. 그러려면 먼저 우리 스스로의 수면 습관을 정확하게 알 필요가 있습니다.

그전에 건강하고 좋은 잠은 무엇인지 짚고 넘어가겠습니다. 건강한 잠이 무엇인지 알아야 자신의 수면을 진단할 수 있으니까요. 한마디로 표현하면 건강한 수면은 아침에 일어날 때 개운하고 낮에 활동할 때 졸리거나 피로하지 않아야 합니다. 말하자면 건강한 잠에는 세 가지 요소가 아주 중요합니다.

첫째, **수면 시간**입니다. 개인에게 필요한 적정한 수면 시간에 비해 부족하거나 지나치게 많으면 건강에 문제를 일으킵니다.

둘째, **수면의 질**입니다. 양질의 수면을 취해야 합니다. 대부분의 수면 질환은 불량한 수면의 질을 초래합니다.

셋째, **일주기리듬**입니다. 자신의 고유한 생체시계의 리듬에 맞게 잠을 자야 최적의 수면 시간과 양질의 수면을 얻을 수 있습니다. 시차증후군을 겪는 사람들 혹은 교대 근무자들이 대표적으로 수면주기 문제를 겪는 사람들입니다만, 일반인들도 다양한 형태의 수면주기 장애를 보일 수 있습니다.

정리하면, **수면 시간**(양), **수면의 질, 그리고 일주기리듬**(타이밍), **이 세 가지 조건이 모두 맞아야 건강한 수면이 이루어집니다.** 이 중에서 어느 하나라도 정상 범위에서 벗어나면 수면에 문제가 발생합니다. 이

것을 이해하는 것은 수면 건강을 지키기 위해서 아주 중요합니다.

건강한 수면이 무엇인지 살폈으니 우리 자신에게 이렇게 물어 볼 수 있겠습니다. '나의 수면 건강은 어떨까?'

자신의 수면 건강을 확인하기 위한 첫 걸음은 자신의 수면 습관을 올바로 아는 것입니다. 그리고 자기의 수면 습관을 알 수 있는 가장 손쉬운 방법은 바로 기록입니다. 보통은 수면 습관을 수면 일기나 수면 앱을 이용해 2주 동안 기록합니다. 2주 동안 기록하는 이유는 주말이나 휴일을 반드시 포함해서 기록해야 하기 때문입니다. 그러면 수면일기에 넣어야 하는 항목은 무엇일까요? 정리하면 다음과 같습니다.

- 취침 시각: 불 끄고 자려고 누운 시각
- 불을 끄고 누워서 실제로 잠이 드는 데까지 걸리는 시간
- 수면 후 도중에 깬 횟수 및 시각
- 아침에 깬 시각
- 실제로 침대 밖으로 나온 시각

이런 항목들을 기록한 수면일기를 통해서 우리는 다음 사항들을 알아낼 수 있습니다.

- 취침 및 기상 시각

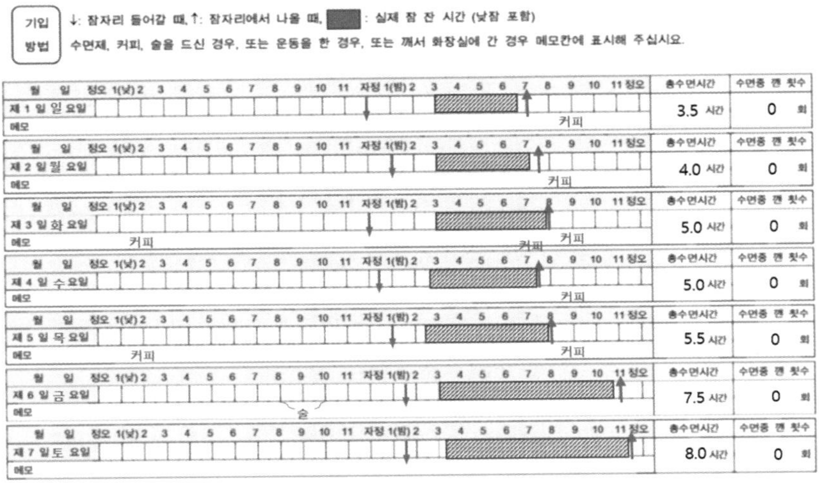
기입 방법
↓: 잠자리 들어갈 때, ↑: 잠자리에서 나올 때, : 실제 잠 잔 시간 (낮잠 포함)
수면제, 커피, 술을 드신 경우, 또는 운동을 한 경우, 또는 깨서 화장실에 간 경우 메모칸에 표시해 주십시오.
월 일 정오 1(낮) 2 3 4 5 6 7 8 9 10 11 자정 1(밤) 2 3 4 5 6 7 8 9 10 11 정오
총수면시간
수면중 깬 횟수
제 1 일 일 요일
3.5 시간
0 회
메모
커피
제 2 일 월 요일
4.0 시간
0 회
메모
커피
제 3 일 화 요일
5.0 시간
0 회
메모
커피
커피
커피
제 4 일 수 요일
5.0 시간
0 회
메모
커피
제 5 일 목 요일
5.5 시간
0 회
메모
커피
커피
제 6 일 금 요일
7.5 시간
0 회
메모
술
제 7 일 토 요일
8.0 시간
0 회
메모

그림 4-1 **수면일기 예시**

- 총 수면 시간
- 침대에 누워 있었던 시간
- 수면 효율: 침대에 누워 있었던 시간 대비 총 수면 시간의 백분율
- 잠들고 나서 깬 횟수 및 시간
- 전체적인 수면 습관의 규칙성

〈그림 4-1〉은 19세 남자 대학생의 1주차 수면일기입니다. 항목들을 보면 잠자리에 든 시각과 잠을 자기 시작한 시각 그리고 기상 시각이 요일별로 정리되어 있습니다. 이외에도 커피를 마신 시각이나 횟수, 술을 마신 시각 및 횟수도 적은 것을 확인할 수 있습니다. 환자는 평일에는 자정인 밤 12시에서 새벽 1시 30분경에 잠자리에 들지만 바로 잠들지 못하고 뒤척이다 새벽 2시 30분에서 3시 30분 사이에 잠이 들며, 학교에 가기 위해 아침 7~8시에 기상하여 수면 시간이 3.5~5.5시간으로 짧은 것을 볼 수 있습니다. 반면 학교에 가지 않는 주말에는 새벽 3시부터 잠을 자서 오전 11시 이후까지 8시간 동안 잠을 자는 양상을 보입니다.

많은 사람들이 자신의 수면 상태를 잘 알고 있을 것 같은데 실상은 그렇지 않습니다. 수면클리닉을 방문하는 사람들에게 수면일기를 기록하게 하고 자신의 수면 상태를 파악하게 하면 놀라는 경우를 적지 않게 봅니다. 매일 수면을 취하고 겪으면서도 정작 자

신의 수면 상태는 잘 모르는 사람들이 많다는 이야기입니다.

수면일기를 작성하기 귀찮거나 어려우면 수면 앱이나 스마트 워치를 이용하는 것도 좋습니다. 중요한 것은 하루 이틀이 아니라 최소 1주, 최적으로는 2주 정도 기록을 해야 정확한 패턴을 알 수 있으니 꾸준히 기록해야 한다는 것입니다. 매우 많은 수면 앱이 공개되어 있으니 자신에게 편리한 앱을 사용해서 수면 상태를 파악해보는 것을 추천합니다.

수면 앱을 사용해 자신의 수면 습관을 파악하고, 이를 통해 치료에 도움이 된 사례도 있습니다. 최근 들어 거의 매일 밤 잠을 못 자서 불안해하고 힘들어한 60세 여성 환자가 있었습니다. 이 환자는 낮부터 밤이 오는 것이 두렵다 했습니다. 그러면서 이런 상황이 스스로에게 너무 화가 나는 것 같다고 말했습니다. 환자의 말을 들어 보니 잠드는 것이 좀 어려운 편이지만, 잠이 들면 그대로 자는 경향이 있었습니다. 잠을 제대로 자지 못하고 힘들면 수면제를 먹기도 하지만, 다음 날 머리가 아프고 기분이 나빠지기 때문에 수면제는 웬만하면 먹지 않고 정말로 힘들 때만 드물게 먹으려 한다고 했습니다.

저는 이 여성의 수면 질을 평가하기 위해 수면일기를 쓰게 하고 '슬립루틴'(에이슬립사)이라는 앱을 설치하여 2주 동안의 수면 상태를 확인해 보았습니다. 2주 후 수면 앱 데이터를 보니, 잠들기까

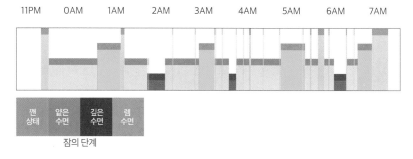

깬 상태 | 얕은 수면 | 깊은 수면 | 렘 수면

잠의 단계

그림 4-2　　수면 앱으로 측정한 한 여성 환자의 수면 상태

지 약 10분이 걸리고 수면 효율은 88퍼센트로 수면의 질이 나쁘지 않았으며, 총 수면 시간은 6시간 이상이었습니다. 특히 깊은 수면 과 렘수면이 주기적으로 나타나 수면 구조가 건강한 편이었습니다. 수면 중 각성이 약간 증가해 있었는데, 아마도 이로 인해 잠을 제대로 못 자는 것 같았습니다.

　이 환자에게 앱의 데이터를 자세히 설명하면서 안심시키고, 수면제 처방 없이 기본적인 수면 위생을 알려주었습니다. 자신의 수면 상태에 대해 안도감을 느낀 환자는 이후 잠을 못 자는 날이 1주일에 하루 정도로 줄었고, 자신의 수면에 대한 자신감을 갖게 되었습니다.

　자신의 수면 습관을 아는 것은 좋은 잠을 자는 출발점이 되니 수면 앱과 같은 유용한 도구를 적절히 사용하면 좋은 효과를 볼 수 있습니다.

나에게 알맞은 수면 시간을 찾아서

자신의 수면 습관을 파악했다면 이제 자기에게 맞는 최적의 수면 시간을 찾아야 합니다. 최적의 수면 시간은 연령에 따라 다르며, 같은 연령대라도 개인차가 큽니다. 미국수면재단에서 추천하는 성인의 적절한 수면 시간은 7~9시간입니다. 초등학생은 9~11시간, 중고등학생은 8~10시간을 자야 적절하다고 권합니다. 65세 이상 노인도 성인과 마찬가지로 7~8시간 자는 것이 건강에 가장 좋습니다. 물론 앞서 말했듯이 적정 수면 시간보다 더 적게 자거나, 혹은 더 많이 자게 되면 우리 몸에 이상이 생길 수 있습니다.

간혹 잠이 오지 않는데도 억지로 더 자려고 노력하는 분들도 있는데요, 이는 그리 좋은 습관은 아닙니다. 제가 일하는 수면클리닉에 방문한 일흔다섯의 할머니 환자는 약 4~5년 전부터 수면 문제를 겪기 시작했습니다. 사실 잠을 잘 자지 못한 것은 꽤 오래전이었지만 그리 대수롭지 않게 생각했다고 합니다. 하지만 남편과 이별한 후 혼자 살게 되면서부터는 제대로 잠을 잘 수 없었습니다. 잠을 제대로 자지 못하자 온몸이 피곤하고 아팠으며, 이러다 암이나 치매 같은 심각한 질병에 걸리지 않을까 하는 불안감에 시달렸습니다. 이런 불안 때문에 어떻게든 조금이라도 더 잠을 자려고 노력했지만, 오히려 그럴수록 잠이 더 오지 않았습니다.

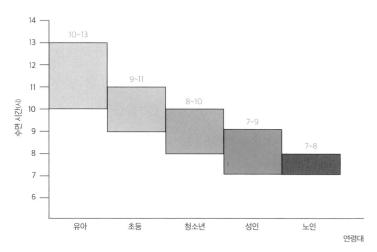

그림 4-3 **연령별 권장 수면 시간**

이 환자는 낮에도 침대에 누워서 잠을 청했으나 잠을 자지 못했다고 했습니다. 그리고 저녁을 먹고 나서는 졸리지 않음에도 불구하고 8시부터 침대에 누워 TV를 보며 잠이 올 때까지 계속 시간을 보냈습니다. 자정이 넘어 잠깐 잠이 들긴 했지만, 두세 시간 잠을 잔 후에는 더 이상 잠이 오지 않았고, 할 일도 없고 기운도 없어서 아침 7~8시까지 누워 있었습니다.

잠이 오지 않는데 침대에 누워 오랜 시간을 보내면, 뇌는 침대를 부정적인 기억(즉, 각성 증가, 불안 및 스트레스)과 연결시키고, 이런 상황이 지속되면 잠을 자는 것이 점점 더 어려워지고 결국 만성 불면증이 생깁니다. 또한, 침대에서 설핏 잠이 들었다가 깨는 경험이 잦으면, 수면욕구가 더욱 떨어져 밤에 잠들기가 더 어려워집니다.

그야말로 악순환입니다.

　이 할머니에게 첫 번째로 제안한 것은 침대에서 보내는 시간을 최소화하라는 것이었습니다. 말하자면 잠이 오지 않을 때는 침대에서 일어나서 거실에서 활동하도록 권유했습니다. 잠들기 전에 침대에서 TV 보는 것을 자제하고, 아침 6시가 지나면 침실에서 나와 산책하거나 햇빛을 쬐도록 했습니다. 이렇게 수면 환경을 개선하니 밤에 깊이 잠을 자는 시간이 늘어났고, 무엇보다 행동 교정을 통해 잠을 잘 수 있다는 자신감을 조금씩 회복했습니다.

　본론으로 다시 돌아와서 좀 전에 이야기했던 수면 시간은 일반적으로 권장하는 수면 시간입니다. 말하자면 수면 시간은 사람마다 개인차가 있으니, 자신에게 알맞은 수면 시간을 알고 또 그것을 지키는 것이 필요하다는 이야기입니다. 그렇다면 나에게 알맞은 수면 시간은 얼마일까요? 먼저 수면 시간이 부족한지 확인해야 합니다. 다음 세 가지 중에서 한 가지 이상 해당이 되면 수면 시간이 부족한 것으로 볼 수 있습니다. 수면 시간이 부족하다고 나온다면, 모든 조건이 만족될 때까지 수면 시간을 늘리는 것이 필요합니다.

　첫째, 아침에 알람 없이는 잠에서 깨어나기 어려운가?
　둘째, 낮동안에 졸음 때문에 커피 없이는 일할 수 없는가?
　셋째, 휴일이나 주말에 평일보다 1시간 이상 더 자는가?

수면 부족의 가장 흔한 원인은 바쁜 일상으로 인한 잠자는 시간의 절대적 부족일 것입니다. 업무상 늦은 시간까지 일을 하거나, 아침 일찍 출근하는 경우 어쩔 수 없이 수면 시간이 부족합니다. 다른 원인으로는 여가나 취미 등에 시간을 쓰느라 잠자는 시간이 줄어들기도 하는데, 아마도 젊은 세대들의 흔한 원인이 아닐까 합니다.

하지만 업무상 어쩔 수 없는 부분을 제외하고는 생활습관을 개선하고 노력하면 수면 시간을 늘릴 수 있고 또 그렇게 해야 한다고 봅니다. **수면은 일할 것 다 하고 놀 것 다 놀고 남는 시간에 할애하는 선택이 아니라, 우리 건강과 생명에 중요한 필수 조건임을 인식하는 것이 첫걸음입니다.** 수면 시간을 우선적으로 확보하여 충분히 자고, 개운하고 활력 있는 상태로 낮에 더 열심히 업무에 임한다면 건강에도 좋고 보다 더 효율적으로 일할 수 있을 것입니다.

물론 이런 이유 외에 다른 문제로 수면이 부족한 경우도 있습니다. 체질적으로 생체시계가 늦어, 늦게 자고 늦게 일어나는 올빼미형은 아침에 강제로 일찍 일어나야 하기 때문에 수면이 부족할 수 있습니다. 이런 경우는 생체시계 리듬의 문제가 더 크므로 생체시계 리듬을 재설정하고 잘 유지하는 것이 필요합니다.

수면의 질을 높이기

수면 시간이 충분하더라도, 수면의 질이 좋지 않으면 건강한 수면이라 할 수 없습니다. 양질의 수면은 피로회복에 도움이 되며, 불안과 스트레스를 해소해줍니다. 하지만 수면의 질이 좋지 않으면 자도 자도 피곤하고 무기력하며, 기분이 상쾌해지지 않고 우울감이 생깁니다. 수면의학자들은 잠을 자는 도중에 깨지 않고, 깊은 잠인 서파수면이 충분하며, 꿈꾸는 수면인 렘수면이 잘 나와야 건강한 수면이라고 입을 모읍니다. 또한 비렘수면과 렘수면의 교대 주기가 잘 이루어져야 합니다.

그렇다면 수면의 질이 떨어지는 원인은 무엇일까요? 바로 낮은 수면압력과 수면의 불안정성입니다.

수면압력을 높이는 방법

밤에 잘 자기 위해서는 수면압력이 높아야 합니다. 그리고 수면압력을 높이기 위해서는 아데노신 같은 수면유도물질이 많이 생성되어야 하므로 낮에 적절한 신체적, 정신적 활동을 해야 합니다. 아침에 일어나서 자기 전까지 16시간 정도 연속적으로 깨어 있어야 수면의 항상성 과정이 최고조로 높아져 꿀잠을 잘 수 있습니다. 초저녁이나 낮에 30분 넘게 자면 수면압력이 급격히 감소하여 밤에 잠드는 데 어려움을 겪을 수 있습니다.

수면클리닉에 오는 노인들 중에서 저녁밥을 먹고 소파에서 TV를 보면서 자기도 모르게 깜박 조는 분들을 자주 접합니다. 이런 분들 중 많은 분이 밤에 잠이 오지 않는다고 호소를 하는데, 이렇게 저녁밥을 먹고 잠깐 조는 것을 줄여야 수면압력이 증가하여 잠드는 것이 수월해집니다. 만일 밤잠이 너무 적어서 낮에 지나치게 졸음이 쏟아진다면, 낮잠 시간을 잠깐(30분 이내) 자는 것이 좋습니다. 잠깐의 낮잠은 피로 회복과 수면 빚 해소에 큰 도움이 되기 때문입니다.

낮잠을 자지는 않지만 너무 편하게 빈둥거리면서 지내면 수면압력이 상승하지 않습니다. 낮에 적절한 신체적, 정신적 활동을 해야 수면유도물질이 쌓여서 수면압력을 증가시키기 때문입니다. 또한, 카페인이 함유된 음료를 지나지게 많이 섭취하거나, 늦은 오후나 초저녁에 커피를 먹는다면 당연히 수면압력이 줄어들 수밖에 없으니 주의해야 합니다.

수면 안정성

잠을 수월하게 들게 하고, 안정적인 수면 상태를 방해하는 것들은 여러 가지가 있습니다. 먼저 만성불면증, 수면무호흡 및 하지불안증후군 등 다양한 수면질환을 꼽을 수 있습니다. 이와 같은 수면질환과 수면장애는 잠이 드는 것을 어렵게 하고, 자주 깨게 만들어 깊은 수면단계로 들어가지 못하게 합니다.

〈표 4-1〉에서 수면장애를 암시하는 증상을 아침, 낮, 밤으로 나누어 제시했습니다. 여기에 나오는 증상 중 한 가지 이상의 증상이 2주 이상 지속된다면 수면장애에 대한 진료를 받아볼 것을 권

표 4-1   수면장애를 시사하는 증상들

밤 증상	• 잠들기 어렵다, 자주 깬다. • 자다가 소변을 자주 본다. • 코를 곤다. 자다가 숨이 막혀서 깬 적이 있다. • 위식도 역류 증상이 있다. • 수면 중 소리를 지르거나 이상한 행동을 한다.
아침 증상	• 일어나기 힘들다. • 개운치 않다. • 머리가 띵하다. • 입 안이 마른다.
낮 증상	• 너무 졸리다. • 자도 자도 피곤하다. • 운전 중 자주 존다.

합니다.

수면 시간의 부족은 스스로 어느 정도 개선이 가능하나, 수면 질환에 의한 불량한 수면은 전문가의 도움이 필요합니다. 대부분의 수면질환은 효과적인 치료법이 있으므로 정확한 진단을 받고 잘 치료받으면 수면의 질을 개선할 수 있습니다(〈그림 4-4〉).

수면장애 외에도 몸이 아프거나 다른 질병 등이 수면을 방해할 수 있고, 복용하는 약제가 좋지 않은 영향을 미쳐 수면의 질을 나쁘게 하는 경우도 있습니다. 만약 수면의 질이 좋지 않으면 이런 요인들이 있는지도 잘 살펴봐야 합니다. 아울러, 불규칙한 수면 습관, 과음 및 과식, 운동 부족 등 건강하지 못한 생활습관, 심야 운동 등 잘못된 생활습관은 수면의 질을 저하시키는 흔한 원인이므로, 규칙적인 생활을 유지하고 건강한 생활습관으로 바꾸어야 수

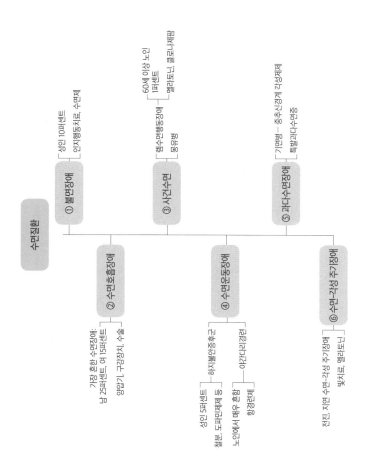

수면질환

① 불면장애
└ 성인 10퍼센트
└ 인지행동치료, 수면제

② 수면호흡장애
└ 가장 흔한 수면장애:
   남 25퍼센트, 여 15퍼센트
└ 양압기, 구강장치, 수술

③ 사건수면
└ 렘수면행동장애
   └ 60세 이상 노인
      1퍼센트
   └ 멜라토닌, 클로나제팜
└ 몽유병

④ 수면운동장애
└ 성인 5퍼센트
   └ 하지불안증후군
      └ 철분, 도파민제제 등
   └ 야간다리경련
      └ 노인에서 매우 흔함
         항경련제

⑤ 과다수면장애
└ 기면병 — 중추신경계 각성제제
└ 특발과다수면증

⑥ 수면-각성 주기장애
└ 전진, 지연 수면-각성 주기장애
   └ 빛치료, 멜라토닌

그림 4-4   **수면질환의 종류와 치료법**

면의 질이 개선될 것입니다.

일주기리듬 맞추기

사람들이 자고 일어나는 시간은 대개 사회적으로 활동하는 시간에 맞춰져 있습니다. 학교에 등교하거나 회사에 출근하는 시간은 크게 차이를 보이지 않고, 퇴근 시간도 비슷합니다. 대체로 8~9시 정도에 출근하고 6~7시쯤 집에 돌아옵니다. 잠에서 깨고 잠자리에 드는 시간도 대략 비슷하지요.

하지만 사람들 개개인이 가지고 있는 생체시계는 각기 다양한 양상을 보입니다. 어떤 사람은 밤늦게까지 깨어 있다가 아침 늦게까지 자는 사람도 있고, 또 어떤 사람은 저녁에 일찍 잠을 자고 새벽에 일어나 활동하는 사람도 있습니다. 이렇듯 개인마다 다른 생체시계는 수면 문제로 이어지기도 합니다. 여기서 두 가지 사례를 소개합니다.

스물두 살 여대생 S씨는 밤에 잠들기가 어렵고 아침에 일어나는 것이 너무 힘들다며 수면클리닉을 방문하였습니다. S씨는 수면이 매우 불규칙해서 밤을 새는 날도 있었고, 아침 7~8시경에 잠을 자는 경우도 있었으며, 밤낮이 바뀐 적도 많다고 했습니다.

오전에 수업이 있는 날은 너무나 일어나기 힘들어 지각하거나 결강하기 일쑤이고, 억지로 일어나서 학교에 가더라도 참을 수 없

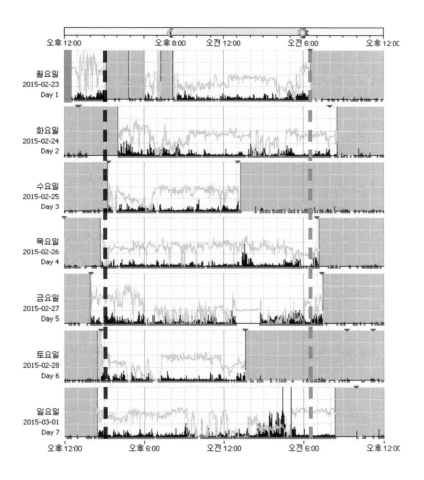

그림 4-5　액티워치를 이용해 파악한 S씨의 수면 습관. S씨의 평균적인 수면 습관은 아침 7시에 취침(빨간색 선)해서, 오후 2시에 기상(검은색 선)하는 것으로 나타났다.

이 졸려서 엎어져서 자다가 오는 경우가 대부분이었습니다.

1일 활동량, 수면 시간, 잠에서 깬 횟수, 일어난 시간 등을 측정할 수 있는 액티워치를 이용해서 1주일간의 수면 습관을 조사해보니, 수면 습관은 대체로 오전 6~7시에 잠들어서 오후 1~2시경에 일어나는 것으로 나타났습니다. S씨의 생체시계는 일반인보다 6시간 정도 늦게 시작하는 유형으로 아주 심한 올빼미형인 것이지요. 그러니 밤에 12시나 1시에 자려고 아무리 노력해도 잠이 오지 않고, 아침 8~9시에 일어나려고 해도 일어날 수가 없는 것이 어쩌면 당연했습니다.

생체시계 문제는 S씨처럼 올빼미형에게만 나타나는 것은 아닙니다. 이른바 아침형이라고 하는 종달새형도 마찬가지입니다. 홀로 살고 있는 일흔다섯 K할머니는 수면제를 먹어도 새벽에 깨서 도저히 잠이 오지 않는다고 수면클리닉을 찾아왔습니다. 수면 습관을 파악해보니, 오후 6시경 저녁을 먹고 소파에 앉아 TV를 보다가 8시만 되면 너무 졸려서 자러 들어간다고 합니다.

그 시간에 침대에 누우면 바로 잠이 드는 데 그렇게 자다가 새벽 1시경에 깨면 더 이상 잠이 오지 않았습니다. 밤은 깊고 딱히 할 일은 없어 동이 틀 때까지 좀 더 자고 싶은데 도저히 잠이 오지 않아 아침까지 하염없이 누워 있다가 새벽 5시가 되면 그때서야 침대에서 나온다고 합니다.

여러 가지 방법을 강구해도 이른 새벽에 깨서 잠이 오지 않자,

급기야는 수면제를 처방받아서 먹기 시작했는데 처음에는 반 알로 잠이 새벽까지 유지되더니 얼마 지나지 않아 이제는 한 알을 다 먹어야 잠이 유지되곤 한다고 합니다. 이렇게 수면제를 먹고 억지로 자니 아침에 일어날 때 머리가 몽롱하고 오전 내내 잠이 깨지 않아 매우 힘들다고 했습니다. 하지만 할머니는 새벽에 더 자려고 어쩔 수 없이 수면제를 복용하고 있었습니다.

자신의 일주기유형은?

일흔다섯 할머니와 스물둘 여대생의 사례에서 보듯 수면 시간이 충분하고 수면의 질이 좋다고 하더라도 자신의 생체시계와 맞지 않는 시간대에 잠을 자거나 활동을 하면 최적의 수면 건강을 유지하기 어렵습니다. 자신의 생체시계 리듬에 맞춰 자고 기상한다면 수면이 부족하거나, 수면-각성 주기에 문제가 생기지 않을 것입니다. 그렇다면 자신의 생체시계 리듬은 어떻게 찾을 수 있을까요?

자신의 생체시계 리듬은 휴일이나 주말에 아무런 제약이 없는 조건에서 자고 싶을 때 자고, 일어나고 싶을 때 일어나는 시간이라고 볼 수 있습니다. 단, 이 방법은 평일에 수면 부족이 없어야 정확히 생체시계 리듬을 반영할 수 있습니다. 만일 평일에 수면 시간이 상당히 부족하고 이것이 누적되어 있다면 수면 빚을 갚기 위해 주말에 기상 시각이 더 늦어지기 때문입니다.

표 4-2   휴일 수면 시간의 중간점(MSF)을 이용한 일주기유형 판별법

- **휴일 수면 시간이 평일 수면 시간보다 적은 경우**

  휴일 수면 시간의 중간점=휴일 수면 개시 시각+휴일 수면 시간/2
  (휴일 수면 개시 시각은 밤 12시를 기준으로 11시면 −1, 1시면 1로 계산한다. 12시에 잠을 잔다면 0이다.)

- **휴일 수면 시간이 평일 수면 시간보다 많은 경우(보정)**

  보정 휴일 수면 시간의 중간점=휴일 수면 시간의 중간점−(휴일 수면 시간−평일 수면 시간)/2
  기준: 2.5~4.5 중간형, 2.5 이하면 종달새형, 4.5 이상이면 올빼미형

- **사회적 시차=휴일 수면 시간-평일 수면 시간**

  기준: 1시간 미만 정상, 1~2시간 경계, 2시간 이상 위험

  예) 평일 0시 취침, 6시 기상, 주말 새벽 3시 취침, 12시 기상하는 나늦잠 씨의 경우, 평일에는 6시간, 주말에는 9시간 수면으로 주말에 3시간을 더 자므로 '보정 휴일 수면 시간의 중간점'을 이용한다.

  휴일 수면 시간의 중간점=3+9/2=7.5
  보정 휴일 수면 시간의 중간점=7.5−(9−6)/2=6.0
  사회적 시차=3−0=3

나늦잠 씨의 일주기유형은 '보정 휴일 수면 시간의 중간점'이 6.0으로 올빼미형이고, 사회적 시차는 3시간이다.

생체리듬을 건강하게 유지하기 위해서는 먼저 자신의 일주기유형(chronotype)을 아는 것이 중요합니다. 일주기유형은 중간형, 저녁형 및 아침형으로 나뉘는데, 그 유형을 알 수 있는 대표적인 지표로 '휴일 수면 시간의 중간점'(midsleep on free days, MSF)을 사용합니다. 일주기유형을 파악하는 지표로 휴일이나 주말의 수면 습관을 삼는 이유는 평일에는 직장 생활 등으로 자신의 생체시계 리듬과는 무관하게 자고 일어나야 하기 때문입니다.

먼저 일주기유형에서 중간형은 8시간 잔다고 가정하였을 때, 밤 11~12시에 취침해서 아침 7~8시경에 기상하는 유형으로 '휴일 수면 시간의 중간점'이 3.5~4시가 됩니다(계산 방법은 〈표 4-2〉 참조). 이를 토대로 이보다 늦게 자고 늦게 일어나는 형이 저녁형 혹은 올빼미형이고, 일찍 자고 일찍 일어나면 아침형 또는 종달새형이 됩니다.

주말이 되면 평일에 부족했던 잠을 더 자게 되는 경우가 많은데, 이런 경우에는 주말에 더 잔 시간을 보정해서 계산합니다. 이를 '보정 휴일 수면 시간의 중간점'이라고 합니다.

여러분은 각자 어떤 일주기유형에 속하나요? 보통은 자신의 일주기유형과 사회 활동 시간대가 서로 궁합이 맞아야 건강한 수면을 유지할 수 있습니다. 하지만 그렇지 않은 경우도 많이 있습니다.

우리 사회의 근무 시간은 보통 9시에 시작하여 6시에 마치는 유형이 가장 많습니다. 9시에 근무하기 위해서는 출근 거리에 따라 다르겠지만 늦어도 7시에는 기상해야 합니다. 7시에 기상한다고 했을 때 권장 수면 시간인 7시간 수면을 취하기 위해서는 밤 12시에는 잠을 자야 합니다. 0시 취침, 7시 기상이면 '휴일 수면 시간의 중간점'이 3.5가 되어 전형적인 중간형 일주기유형입니다. 만약 출근 거리가 좀 멀어 6시에 기상하려면 밤 11시에는 잠을 자야 합니다('휴일 수면 시간의 중간점'은 2.5로 빠른 중간형).

이보다 좀 더 일찍 자는 종달새형은 아침에 자발적으로 일찍 일어나니 출근하는 데 문제가 없습니다. 오히려 가장 먼저 출근해서 사무실을 정리하고 상사를 기다린다면 부지런하고 성실하다는 눈도장을 받고 좋은 인사평을 받을 가능성이 높지요. 젊은 사람에게는 매우 드물지만 너무 이른 종달새형은 퇴근 후 잦은 회식 문화가 있는 우리나라에서는 좀 힘들 수가 있습니다. 자야 할 시간인데 자지 못하고 늦게까지 술을 마시고 활동하는 등 자신의 일주기리듬에 맞지 않는 생활을 하기 때문입니다.

하지만 정말 문제가 되는 유형은 올빼미형입니다. 새벽 2~3시, 심지어 4~5시에 잠이 오는 올빼미형은 잠들자마자 곧 일어나서 출근을 해야 합니다. 출근하는 지하철이나 버스에서 정신없이 자다가 사무실에 들어가서는 진한 커피 한잔으로 머리를 깨우려 하지만 뇌는 아직 깊은 수면을 원하고 있어 정신을 차리기가 쉽지 않습니다.

지각을 자주하는 것도 올빼미형의 특징인데요, 지각이 잦다보니 상사에게 불성실한 사람으로 낙인찍히기도 합니다. 그리하여 어떻게든 낙인을 피하고자 아침에 일찍 일어나려고 이른 시간에 잠자리에 누워도 도무지 잠이 오지 않습니다. 이런 상황이 지속되면 불면증으로 발전하고 심지어는 수면제를 복용하기도 합니다. 올빼미형은 휴일 전날 밤에는 자신의 생체시계 리듬대로 늦게 자고, 휴일에는 평일에 부족했던 수면 빚까지 합쳐서 실컷 자는 특성이 있습니다.

사회적 시차 증후군

비행기를 타고 멀리 외국으로 여행을 가신 분들은 '시차'를 경험하셨을 겁니다. 비행기 시차는 한국에서 살면서 형성된 나의 생체시계와 현지 사회 활동 시간대와의 간극에서 발생합니다. 보통 하루에 1시간 정도씩 순응이 된다고 하니 만일 14시간 시차가 있는 곳으로 가면 적어도 2주 정도는 지나야 나의 생체시계가 현지 사회 활동 시간대와 맞게 됩니다.

이런 비행 시차와 유사하게 수면에도 사회적 시차(social jet lag)가 있습니다. 마치 외국으로 여행을 간 것처럼 자신의 생체시계와 사회 활동 시간대에서 차이가 나는 것이죠.

좀 더 설명하면 사회적 시차는 평일과 휴일 사이에 수면 시간에서 차이가 나는 것을 말합니다. 이를테면 평일에 6시간 자는 사람이 휴일에 10시간을 잔다면 이 사람은 4시간의 사회적 시차가 있는 것입니다.

　문제는 사회적 시차로 인해 건강이 위험할 수 있다는 데 있습니다. 연구에 따르면 사회적 시차가 2시간 이상 나는 사람은 비행기 시차증후군과 마찬가지로 일상생활에 어려움을 겪었고, 이런 상태가 장기간 지속될 경우 비만, 당뇨 등 대사증후군의 위험이 증가했습니다. 그렇기 때문에 자신의 생체시계 리듬을 잘 알고 사회적 시차가 생기지 않도록 생활해야 건강을 유지할 수 있습니다.

　그렇다면 자신의 생체시계 리듬과 사회 활동 시간대가 일치하지 않는 경우에는 어떻게 해야 할까요? 방법은 둘 중 하나입니다. 나의 생체시계 리듬을 사회 활동 시간대에 맞추든지, 아니면 사회 활동 시간대를 자신의 생체시계 리듬에 맞추는 것입니다. 만약 교대 근무를 하는 사람이나 심야 근무로 힘든 사람이 근무 스케줄을 바꾸거나 아예 직업을 바꾼다면 이는 후자에 해당할 것입니다. 하지만, 자연 속에 묻혀 사는 자연인이 아니고서야 대다수의 사람들은 전자의 방법을 택할 수밖에 없겠죠.

　자, 그러면 사회 활동 시간대에 자신의 생체시계 리듬을 맞추어 사회적 시차가 생기지 않도록 하는 방법을 알아보겠습니다.

사회적 시차가 1시간 이내라면

일주기유형이 중간형인 사람들이 대부분 여기에 해당합니다. 또한, 우리 사회는 일찍 일어나서 활동하는 사람에게 유리하기 때문에 극단적인 종달새형을 제외하고는 대부분의 종달새형도 여기에 해당합니다. 따라서 여기에 속하는 사람들은 자신의 생체시계 리듬에 맞춰서 살아가면 됩니다.

다만 주의할 점은 대개 업무나 여가 등으로 생체시계의 리듬을 거슬러서 잠을 늦게 자야 하는 상황이 생길 수 있는데, 이런 일이 자주 반복되면 생체시계의 속성상 취침 시각이 점차 뒤로 밀릴 수가 있습니다. 생체시계에 순응하여 일하고 잠자는 생활습관을 최대한 유지하는 것이 좋습니다.

올빼미형은 프리랜서, 출퇴근 시간이 자유로운 자영업자, 그리고 백수가 여기에 해당할 것입니다. 이런 분들은 사회적 제약이 없다면 자신의 생체시계 리듬대로 수면 습관을 유지하면 됩니다. 다만, 인간의 생체시계가 24시간보다 약간 길기 때문에 올빼미형도 항상 일정한 시각에 기상하는 것이 필요합니다.

특히, 올빼미형은 체질적으로 생체시계 리듬이 뒤로 밀리기 쉬우므로 더욱 주의를 기울여야 합니다. 올빼미형은 심야에 업무나 작업을 하게 되는데 이때는 자연히 몸의 움직임은 적고, 야식을 먹는 경우가 많아 비만해지기 십상이니 이 또한 각별히 주의하는 것이 좋습니다. 다시 말하면, 올빼미형도 나름대로 규칙적이고 건전한 생활습관을 유지하지 않으면 점차 수면-각성 주기가 밀리거나 엉망이 될 수 있음을 명심해야 합니다.

사회적 시차가 1시간 이상이라면

주간 근무를 하는 올빼미형이 여기에 해당됩니다. 일주기유형이 중간형이라도 휴일에 일부러 늦게까지 놀다가 자는 사람이 있습니다. 일주기유형은 중간형이지만 교대 근무나 심야 근무를 하는 경우에도 해당됩니다. 다만 이 경우에는 근무 스케줄을 변경하거나 직업을 바꾸지 않은 한 근본적인 해결책이 없습니다. 따라서 힘들겠지만 사회 활동 시간에 맞게 일주기리듬을 재설정해야 합니다.

사회적 시간에 맞게 생체시계를 재설정하는 방법

올빼미형의 경우 사회적 시간에 맞게 활동하기 위해서는 생체시계를 재설정하는 것이 필요합니다. 다행히도 생체시계는 노력에 의해서 재설정이 가능합니다. 이는 외국에 여행을 가서 현지 시각에 시차가 적응되는 것과 같은 이치입니다.

그러면 생체시계를 사회 활동 시각에 맞게 재설정하고 유지하는 방법을 알아보겠습니다.

첫째, 평일과 휴일 가리지 않고 동일한 수면 습관을 유지합니다.
불규칙적인 생활습관은 안정적으로 진동하는 생체시계를 교란합니다. 따라서 일정한 시간에 자고, 일정한 시간에 기상을 하도록 노력해야 합니다. 특히, 취침 시각보다는 기상 시각이 더 중요합니다. **자신의 의지대로 원하는 시간에 잠에서 깰 수는 있어도, 졸리지 않는데 자기 의지로 일찍 자는 것은 절대 할 수 없습니다.**

따라서 일정한 시각에 기상하는 습관을 들이면 취침 시각은 생체시계의 기본 리듬과 수면 요구량에 따라 자연스럽게 결정이 됩니다.

휴일에도 평일과 똑같이 규칙적 생활습관을 유지해야 한다는 점이 중요합니다. 평일에 열심히 생체시계를 일정하게 잘 유지했더라도 주말에 원래의 습관대로 늦게 자고 늦게 일어난다면, 생체시계는 쉽게 원상복귀하기 때문입니다. 이른바 월요병은 바로 이런 상황을 말합니다. 힘들겠지만 주말에도 평일과 같은 생체시계 리듬을 유지해야 생체시계가 불안정하게 흔들리지 않고 건강하게 유지됩니다.

둘째, 아침에 일어나면 30분간 햇빛을 봅니다.

생체시계는 지구의 자전주기에 맞게 작동합니다만, 매일 10여 분 이상 지연되는 속성을 가지고 있습니다. 따라서 매일매일 재설정하는 것이 필요합니다.

앞서 설명했듯 생체시계의 재설정은 아침 햇빛에 의해서 이루어집니다. 우리가 겨울에는 늦게 일어나게 되고 여름에는 기상 시간이 좀 빨라지는 이유는 바로 일출 시간에 생체시계가 영향을 받기 때문입니다. 매일 아침 기상해서 1시간 이내에 밝은 햇빛을 보면 생체시계가 24시간으로 재설정됩니다.

특히, 그냥 실내에서 햇빛을 보는 것보다는 밖에 나가서 산책을 하면서 아침 햇살을 보는 것을 권합니다. 산책은 아침 운동의 효과도 더하기 때문에 일석이조라고 할 수 있습니다.

하지만 비가 오거나 흐린 날도 있어 햇빛을 매일 볼 수는 없습니다. 이런 상황에서 생체시계에 문제가 있는 사람은 밝은 조명을 쬐면 좋습니다. 여기서 밝은 조명은 보통의 실내조명(150~250룩스) 정도가 아니라 2,000~5,000룩스 이상의 밝은 빛이어야 효과를 볼 수 있습니다. 시중에 생체시계 재설정용 조명이 개발되어 판매되고 있으므로, 아침에 기상하기 어려운 사람은 매일 일정한 시간에 광치료용 인공조명을 사용하면 큰 도움이 될 것입니다.

생체시계는 푸른빛의 파장(480나노미터)에 민감하게 반응하므로 푸른빛의 파장은 조도가 낮아도 생체시계 재설정에 효과를 볼 수가 있습니다. 최근에는 비교적 낮은 조도의 푸른빛으로 제작된 조명 제품도 출시되어 있으니 참고하시면 좋겠습니다.

셋째, 식사 및 운동을 규칙적으로 합니다.

생체시계는 빛에 가장 예민하게 반응하지만, 식사 및 운동에도 영향을 받습니다. 일정한 식사시간은 생체시계에 시간 정보를 제공하여 생체시계가 규칙적으로 작동하는 데 영향을 미칩니다. 또한 가벼운 운동은 오전에 하는 것이 좋고, 격렬한 운동은 오후 2~5시에 하는 것이 좋다는 것이 연구를 통해 밝혀졌습니다. 오후에 강한 운동을 하면 일주기리듬의 진동이 커지고, 아데노신 등 수면유발 물질이 증가하여 수면 유도에 도움이 됩니다.

넷째, 잠자기 2시간 전부터는 스마트기기 사용을 자제해야 합니다.
스마트폰, 태블릿 및 노트북 등 스마트기기에서 나오는 LED 조명은 480나노미터 근처의 푸른색 성분이 많이 들어있습니다. 문제는 이 푸른색 파장이 멜라토닌의 분비와 위상 곡선을 강하게 억제하는 특성을 가지고 있다는 점입니다. 이유는 눈의 망막에서 시신경 교차상핵으로 보내는 광민감망막신경절세포가 480나노미터에 가장 민감하게 반응하기 때문입니다.

연구 결과에 따르면 잠들기 직전 2시간 이상 스마트기기를 사용하면 멜라토닌 양이 55퍼센트 이상 감소하였고, 멜라토닌 분비가 시작되는 타이밍이 90분 정도 지연되었습니다. 이 결과는 잠들기 전에 스마트기기를 사용하면, 잠이 오기 시작하는 시간이 늦어지고, 잠이 들어도 깊이 잠들지 못한다는 의미입니다.

더구나 스마트기기를 사용하는 시간이 길수록 수면에 대한 부정적인 효과가 비례하여 증가하는 것으로 나타났습니다. 멜라토닌은 낮에는 전혀 나오지 않다가, 잠자는 시각 2~4시간 전부터 농도가 올라가기 시작하면서 우리 뇌의 수면 스위치에 잠을 잘 준비를 하라는 신호를 보냅니다. 낮이나 초저녁에 스마트기기를 사용하는 것은 수면에 영향을 주지 않는다는 말입니다. 하지만, 취침 2

시간 전부터는 상당히 영향을 주기 때문에 이 시간대만큼은 사용을 최대한 자제하는 것이 일주기리듬을 일정하게 유지하고 건강한 수면을 하는 데 좋습니다.

다섯째, 올빼미형의 경우 멜라토닌이 도움이 될 수 있습니다.
멜라토닌을 저녁에 복용하면 생체시계 리듬을 앞당기는 효과가 납니다. 아주 늦은 올빼미형은 강제적인 생활습관만으로는 생체시계 재설정이 어렵습니다. 이런 유형은 아침에 정해진 시각에 아무리 깨워도 도저히 의지로는 일어날 수 없는 경우가 태반입니다. 그래서 일반적인 사회 활동을 못 하는 경우도 적지 않습니다.

한마디로 말해서 **올빼미형이 아침에 못 일어나는 것은 유전자의 문제이지 의지의 문제는 아닙니다.** 여기서 중요한 것은 멜라토닌은 수면유도 목적이 아니라 일주기리듬을 앞으로 당기기 위한 목적으로 사용하는 것이므로, **매일 일정한 시각에 꾸준히 복용해야 효과를 볼 수 있다는 사실입니다.**

처방 후기

지금까지 생체시계와 사회 활동 시간대가 맞지 않는 경우 생체시계를 재조정하는 방법을 자세히 살펴보았습니다. 자, 그러면 앞서 소개했던 생체시계와 사회 활동 시간대가 맞지 않아 고생하시는 두 분은 어떻게 되었을까요? 이 두 분은 우선 수면 시간 및 타이밍의 목표를 현실적으로 설정하고 이를 위해 노력하는 것이 필요했습니다.

지독한 올빼미형인 S씨는 대학생이므로 아침 10시 정도까지만 기상하면 어느 정도 학교생활이 가능할 것이라고 합니다. 따라서 수면 습관 목표를 새벽 2시경 취침하여 9~10시에 기상하는 것으로 생체시계를 재조정하기 위해 다음과 같이 처방하였습니다.

- 아침에 기상하자마자 광치료기로 밝은 빛을 30분간 본다. 3일 간격으로 기상 시각을 30분씩 앞당기도록 한다.
- 밤 12시 이후에는 스마트기기를 사용하지 않는다. 밤의 조명은 블루라이트가 적고 조금 어두운 조명으로 대체한다.
- 매일 밤 10시에 멜라토닌 2밀리그램을 복용한다.

이렇게 4주 정도를 보낸 S씨는 취침은 새벽 2시, 기상은 오전 10시로 아직 충분하지 않지만 대략 4시간 정도 생체시계가 앞당겨져서 이제는 그런대로 학교생활을 할 수 있게 되었습니다《그림 4-6》.

일흔다섯 K할머니는 나이가 들면서 생체시계가 점차 빨라져서 극단적인 종달새형이 된 사례입니다. 나이가 들어가면서 수면 시간이 짧아진 점을 고려해 K할머니의 현실적인 수면 습관 목표를 오후 10시에 취침하여 새벽 4시경 기상하는 것으로 잡았습니

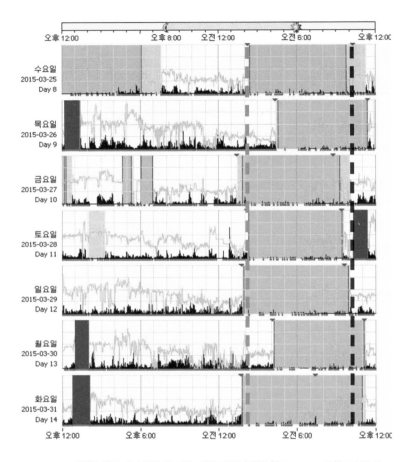

그림 4-6　처방을 받고 4주 정도 보낸 S씨는 새벽 2시에 취침을 하고(빨간색 선), 아침 10시에 기상하는(검은색 선) 식으로 생체시계가 앞당겨졌다.

다. 새벽 3시 이후에 깨면 더 자기 위해 수면제를 복용하지 말고 일어나 활동할 것을 권했습니다.

할머니에게는 다음과 같이 생체시계를 늦추는 방법을 처방하였습니다. 우선 저녁을 먹고 TV를 보면 졸리기 때문에 식사 후 1시간 정도 산책을 하고, 저녁에는 집안 조명을 아주 밝게 유지하게 하였습니다. 또한 오후에 친구를 만나거나 경로당에 가는 등 사회활동을 좀 더 활발히 할 것을 권했습니다. 이렇게 4주 정도를 보내자 취침 시각은 저녁 9~10시경으로, 기상은 새벽 3~4시경으로 늦추어졌으며 수면제도 더 이상 먹지 않게 되었습니다.

슬기로운 수면생활: 수면위생법

손발을 깨끗이 닦고 양치질을 하는 등 개인위생을 철저히 하는 것은 건강을 지키기 위해 기본적으로 해야 할 일상입니다. 마찬가지로 건강한 수면을 유지하기 위해서는 수면생활에도 위생이 필요합니다. 이른바 수면위생입니다. 수면위생을 평소에 꾸준히 지키면 건강한 수면을 유지하고 수면장애를 예방할 수 있을 것입니다.

수면위생이라고 해서 특별한 내용이 있는 것은 아니고, 앞서 설명했던 것들에서 평상시 지속적으로 실천해야 할 것을 간단히 요약한 것이라고 보면 됩니다. 많은 수면전문가들이 추천하는 몇 가지 수면위생 규칙을 소개하겠습니다.

1. 잠은 필요한 만큼만

항상 잠이 부족한 현대인에게 이게 무슨 소리인가 하며 반문할지도 모르겠습니다. 하지만 잠은 필요한 만큼 자는 것이 좋습니다. 이를테면 밤에 잠을 적절히 잤음에도 불구하고 좀 더 침대에 누워서 추가 잠을 자려고 하는 경우가 있습니다. 자신의 수면 시간은 6~7시간이면 충분한데 8시간은 자야 한다고 추가로 더 잠을 청하는 사람도 적지 않게 이런 수면 습관을 보입니다.

　밤에 푹 자고 나서 깬 다음, 별 할 일이 없어서 아침에 추가로 잠을 청하면 그 시간부터는 더 이상 좋은 수면이 나오지 않습니다. 얕은 잠을 자다 깨다 하므로, 일어나면 오히려 몸이 무겁고 머리가 띵하며 마음도 개운하지 않죠. 이런 잘못된 수면 습관이 오래 지속되면 불면증으로 이어질 수 있습니다.

　실제로 이런 수면패턴은 만성불면증 환자에서 전형적으로 보이는 패턴입니다. 밤새 잠을 제대로 못 잤다고 느끼고 새벽에 겨우 잠들었는데 시계를 보니 1~2시간 정도밖에 못 잤음을 확인하는 것이죠. 그러고 나서는 '아, 좀 더 자야 해, 그래야 오늘 피곤하지 않게 활동을 할 수 있고 낮에 졸리지 않을 거야'라고 생각하면서 잠을 좀 더 청하는 것입니다. 그러나 회복되는 깊은 수면단계는 오지 않고 얕은 잠으로 비몽사몽 하다가 오전 9시, 10시 심지어는 12시까지 침대에서 보냅니다. 그러나 **적절한 수면 시간은 건강에 좋지만, 필요 이상의 수면은 오히려 건강을 악화시키고 사망률도 높인다는**

사실을 기억해야 합니다.

아침에 눈을 뜨면 힘차게 이불을 박차고 일어나 활동을 시작하세요. 아침마다 자신에 맞는 루틴을 정하면 좀 더 쉽게 아침을 시작할 수 있습니다. 우리나라는 여름철과 겨울철 차이가 뚜렷하므로 계절에 맞게 자신에게 알맞은 아침 활동을 정하면 좋겠습니다. 개인적으로 저는 여름, 가을철에는 아침 산책을 주로 하고, 겨울, 봄에는 아침에 어둡고 춥기 때문에 실내에서 밝은 인공조명을 켜고 가볍게 체조를 하면서 하루를 시작합니다. 각자 여러분 자신에게 맞는 아침 활동을 정해서 아침에 눈을 뜨면 바로 일어나 하루를 시작하는 습관을 들이는 것이 좋습니다.

2. 기상 시각을 일정하게

규칙적인 생활은 일주기리듬을 안정적으로 유지하는 데 매우 중요합니다. 그렇다면 취침과 기상 중에 어느 것이 일주기리듬에 더 중요할까요? 사람의 일주기리듬은 24시간보다 길다는 사실을 상기하면 됩니다. 일주기리듬을 지구 자전주기인 24시간에 맞게 일치시키려면 아침 햇빛에 의한 동조화 과정이 필요합니다.

따라서 아침에 일정한 시각에 일어나는 것이 일주기리듬을 일정하게 유지하는 데 더 중요합니다. 아침에 일정한 시각에 일어나면, 밤에 취침 시각은 낮에 활동하면서 누적되는 수면압력(S과정)과 각성 수준의 일주기변동(C과정)의 상호작용에 의해서 자연스레 결정이 됩니다.

3. 아침에 햇빛 30분, 운동은 규칙적으로 생체시계에 맞춰서

수면위생 두 번째 규칙과 연속되는 규칙으로 아침에 일어나자마자 햇빛을 보고, 운동은 같은 시간대에 규칙적으로 하는 것이 일주기리듬을 건강하게 유지하는 데 좋습니다.

우리나라는 여름과 겨울의 차이가 뚜렷하며, 여름과 겨울의 일출 시각의 차이가 최대 160분 정도까지 납니다. 우리의 생체시계는 해가 늦게 뜨는 겨울에는 자연스레 일어나는 시각이 늦춰지게 되는데, 안타깝게도 현대인은 일정한 시간에 출근을 해야 하니 문제가 발생합니다. 겨울이 되면 점차 아침에 일어나기 힘들어지고 오전에는 정신이 아직 맑지 않은 상태가 되죠. 일출 시각에 관계없이 생체시계를 일정하게 유지하기 위해서는 밝은 인공조명을 아침마다 30분 정도 보는 것이 좋습니다.

또한 활발한 신체 활동은 일주기리듬을 건강하게 유지하는 데 중요합니다. 일주기리듬은 진동입니다. 낮에 강하고 충분한 신체 활동은 밤에 체온 감소 및 멜라토닌 분비를 촉진하여 좋은 입면과 숙면을 유지하는 데 중요한 역할을 합니다. 신체 활동이 적은 사람은 치매 위험이 높은 것으로 알려져 있는 만큼, 신체 활동을 충분히 함으로써 인지 건강을 지키는 데 힘써야 할 것입니다.

신체 활동의 효율성은 다른 신체 기능과 마찬가지로 일주기리듬을 따르는 것이 좋습니다. 가벼운 운동은 오전에, 강한 근력 운동은 오후 늦게 하는 것이 최상의 효과를 얻을 수 있습니다. 늦은 오후에 운동을 하면 근육이 쉽게 따뜻해져서 부상의 위험이 줄고, 심폐기능이 최고조에 달하며, 손과 눈의 협응 능력이 민첩해져서 최상의 컨디션으로 운동할 수 있으므로, 격렬한 운동을 하기에 적합합니다. 그러나 늦은 밤에 강한 운동을 하면 체온을 상승시켜 입면을 방해하므로 저녁에는 가벼운 체조나 요가 등으로 긴장을 풀어주는 것이 수면 건강에 바람직합니다.

4. 낮잠은 짧게

흔히들 낮잠을 자면 밤잠을 못 잔다고 알고 있는 경우가 많습니다. 이 말은 맞기도 하고 틀리기도 합니다. 30분 이내(20분 이내면 더욱 좋습니다)의 오후 낮잠은 깨는 즉시 컨디션을 회복시켜 주고, 인지와 정서를 좋게 해주는 기능이 있어, 낮에 많이 졸리면 참지 말고 짧은 낮잠을 취하는 것이 좋습니다.

하지만 낮잠을 30분 이상 자고 나면, 짧은 낮잠이 주는 즉시 회복 효과를 보기 어렵습니다. 낮잠을 길게 자고 일어나면 처음 수십 분 동안은 오히려 더 무력해지고 정신도 멍하다가 이후에 서서히 회복효과가 나타납니다. 아울러, 1시간 이상의 낮잠은 수면압력을 상당히 낮추어 결과적으로 밤에 잠이 잘 오지 않는 영향을 줄 수 있으므로 주의가 필요합니다.

한편, 짧은 낮잠이라도 초저녁에 자는 경우에는 밤잠에 영향을 줄 수 있습니다. 초저녁에 잠깐 잠을 자는 것은 불면증 환자나 노인에서 자주 보이는 현상인데, 이런 분들 중에는 저녁 먹고 너무 졸려서 초저녁에 TV 보면서 깜박 졸았는데 밤에 잠이 안 온다고 하는 경우가 많습니다. 이 분들이 쉽게 잠을 이루지 못하는 이유는 수면 개시 시간대 근처에서의 짧은 잠은 즉시 회복 효과를 나타내어 밤에 잠을 준비하는 데 방해가 되기 때문입니다.

저녁 먹고 졸린 초저녁에는 앉아서 TV를 보기보다는 산책이나 가벼운 운동으로 소화를 촉진하고 하루 동안 쌓였던 스트레스와 긴장을 풀면서 밤잠을 준비하는 시간으로 전환하는 것이 바람직합니다.

5. 잠은 억지로 잘 수 없습니다

잠이 오지 않는데 좀 더 많이 자려고, 혹은 잠을 못 잘까 봐 불안해서 평소 자는 시간보다 일찍 눕는 사람들이 있습니다. 하지만 역설적이게도 잠은 자려고 노력할수록 오지 않는 속성이 있습니다. **잠은 자신의 의지로 깰 수는 있지만, 어떤 방법을 쓰더라도 잠을 억지로 잘 수는 없습니다.**

불면증을 겪는 사람들은 잠에 대한 지나친 걱정과 집중 때문에 뇌가 항상 과각성상태에 놓여 있는 것이 특징입니다. 그렇기 때문에 잠을 억지로 자려고 노력하면 할수록 뇌는 점점 더 각성이 되고 잠드는 것은 더욱 요원해집니다.

잠을 먹는 것에 비유하면 이해가 쉬울 듯합니다. 아시다시피 시장이 반찬이라는 말이 있습니다. 배가 고파야 밥맛이 좋다는 말이지요. 그런데 배고파야지 배고파야지 생각한다고 배가 고파질까요? 배고픔은 시간이 지나면서 소화가 되어야 자연스레 찾아오는 것입니다. 의지로 되지 않는다는 뜻입니다.

잠도 배고픔과 같은 생리적 현상입니다. 인간은 연속적으로 깨어 있는 시간이 16시간 정도 지나야 수면압력이 임계점에 도달합니다. 아울러 낮 동안에 신체 및 인지 활동을 왕성히 해야 아데노신 같은 수면유도물질이 잘 분비되어 수면압력이 정점에 오르게 됩니다. 또한 각성과 일주기리듬에 의해 각성주기가 수면주기로 전환되는 시간대에 있어야 수면의 문이 비로소 열립니다.

혹자는 '나는 언제든 자고 싶을 때 잔다', '나는 눕자마자 잠이 든다'라고 자랑스럽게 이야기하기도 합니다. 그러나 이렇게 말하는 분들에게는 안타까운 말씀이지만 이는 항상 심한 수면압력을 받고 있는 상태에 놓여 있기 때문에 아무 때나 잠을 자는 것이라고 볼 수 있습니다. 평소에 잠을 잘 자서 그런 것이 아니라 수면 시간이 현저하게 부족하거나, 수면무호흡증 등으로 수면의 질이 너무 좋지 않기에 이런 현상이 발생하는 것이죠.

또 어떤 사람은 '자지 않으려 노력을 하는데도 잠이 오지 않는다'라고 한탄합니다. 하지 않으려는 노력! 이것은 또 다른 형태의 노력이며 역시 입면을 방해하는 원인이 됩니다.

흔히 하는 말로 '잠을 청한다'는 표현이 있습니다. 제가 보기에 이 말은 잠의 신이 허락을 해주어야만 수면의 문을 통과하여 잠을 잘 수 있다는 말처럼 들립니다.

6. 지나친 카페인 섭취와 음주는 No!

우리나라 사람들의 커피 사랑은 엄청나죠. 하지만 수면과 관련해서 커피는 조금 유의해서 마셔야 합니다. 커피에 들어 있는 카페인의 반감기는 대략 5~6시간 정도입니다. 반감기라는 말은 혈중 농도가 반으로 줄어드는 시간을 의미합니다.

다시 말하면, 반감기가 되어도 혈중에는 카페인의 농도가 마신 양의 반은 존재한다는 뜻입니다. 따라서 개인차가 있겠습니다만, 밤 12시에 취침을 한다고 하더라도 오후 6시에 커피를 마시면 잠을 준비하는 데 영향을 미칠 수 있으니, 오후 3시 이후에는 커피를 삼가는 것이 좋습니다.

한편 적당량의 알코올은 수면을 유도하는 데 도움을 줄 수 있습니다. 알코올은 억제성 신경전달물질인 감마아미노부티르산(GABA)의 기능을 강화하여 적은 양에서는 기분 좋게 나른해지게 하며 이로 인하여 수면 유도에 도움이 됩니다.

그러나 알코올은 수면의 후반부에 자주 깨게 만들고, 렘수면을 감소시키며 전반적으로 수면의 질을 나쁘게 만듭니다. 특히, 과음을 한 경우에는 수면무호흡증이 심해지고, 수면제를 먹는 사람은 호흡중추를 억제할 수 있으므로 매우 주의가 필요합니다.

잠이 오지 않는다고 습관적으로 술에 의존하는 것은 정작 수면에는 도움이 되지 않으면서 자칫 알코올 의존성만 키울 수 있으므로 술을 먹고 잠을 자야겠다는 생각은 하지 않는 것이 좋습니다.

7. 소음과 빛은 차단

침실의 온도, 조명, 소음 등을 수면에 방해가 되지 않도록 조절하고 차단해야 합니다. 소음은 잠들기 어렵게 하고 깊은 수면을 방해합니다. 또한 적절한 침실의 온도와 아침저녁 시간대에 맞춘 적절한 조명은 수면을 잘 유도하고 깊은 수면을 하게 도와줍니다.

저는 몇몇 연구자들과 함께 실험을 통해 자기 전의 밝은 빛이 다음 날 아침의 뇌 기능에 어떤 영향을 미치는지 살펴보았습니다. 20명의 건강한 성인 참가자들을 대상으로 밤 10시부터 11시까지 1000룩스의 밝은 빛에 노출시키거나 5룩스의 어두운 빛에 노출시킨 후 다음 날 아침 8시에 전두엽 반응 억제 테스트를 했습니다.

연구 결과 밝은 빛에 노출된 참가자들은 어두운 빛에 노출된 참가자들보다 반응 억제 테스트에서 유의미하게 낮은 점수를 보여, 자기 전 밝은 빛에 노출되는 것이 밤 동안의 수면 상태뿐만 아니라, 인지 기능에도 부정적인 영향을 미친다는 것을 알 수 있었습니다.

이와 관련하여 한 가지 덧붙이자면, 야간에는 사소한 불빛도 수면에 방해가 되므로 창이나 문틈으로 빛이 새어 들어오지 않도록 하는 것이 중요합니다.

우리 연구팀은 한국인 유전체 및 역학 연구(KoGES)에 참여한 8526명의 성인을 대상으로 야간의 인공조명이 비만 및 수면 건강에 미치는 영향을 조사하였습니다. 야간 인공조명의 밝기는 미국 방위기상위성 프로그램(DMSP)에서 제공하는 위성 이미지를 통해 측정하였습니다. 조사 결과 야간 인공조명이 높은 지역에 사는 사람들은 비만이 더 많았고, 수면 시간이 짧았으며, 불면증도 더 많았습니다. 외국의 연구 사례를 보아도 야간의 빛 공해가 유방암, 전립선암의 위험과 연관이 있음을 알 수 있습니다. 이는 야간의 과도한 빛이 일주기리듬과 숙면을 방해하기 때문으로 풀이됩니다.

또한 우리 연구팀은 후속연구로 근적외선 분광법(fNIRS)을 이용하여 20명의 건강한 성인의 전두엽과 측두엽의 뇌혈류를 측정하는 실험을 했습니다. 연구에서 수면 중에 5룩스 정도의 낮은 밝기의 빛에 노출되면, 전두엽과 측두엽의 뇌혈류 진동이 감소하고, 특히 저주파 대역에서 유의한 차이가 나타났습니다. 즉, 아주 낮은 밝기의 빛이라도 수면 중에 노출되면, 수면의 질에 부정적인 영향을 미칠 수 있음을 확인한 것입니다. 이렇게 볼 때 되도록이면 수면 중에는 미미한 빛이라도 노출되지 않는 것이 건강에 좋습니다.

8. 침대에서는 다른 활동 금지

만성불면증 환자들의 특징 중 하나는 침대만 보면 잠이 싹 달아난다는 것입니다. 그리고 저녁만 되면 '오늘은 또 어떻게 잘까' 하는 생각에 걱정과 불안으로 긴장이 고조되기 시작합니다. 말하자면 이들 환자의 뇌는 편안함과 안락함을 느껴야 하는 침실과 침대가 불안과 각성으로 학습된 것이죠. 마치 파블로프의 조건형성 원리처럼 잘못된 수면 습관이 자기도 모르게 불면증과 연결되어 겪는 현상입니다.

침대에 누워서 걱정을 하거나, 텔레비전을 보거나 스마트폰을 장시간 한다면 우리의 뇌는 '침대=활동 혹은 걱정'으로 조건형성 됩니다. 따라서 불면을 예방하기 위해 가장 중요한 것은 침대에서는 다른 활동을 하지 않고 오직 잠만 자는 것입니다.

전문가들은 잠자리에 들었는데 걱정으로 잠이 오지 않고 20분 이상 뒤척인다면, 침실에서 나와 거실에서 다른 조용한 활동을 하다가 졸리면 다시 침실로 갈 것을 권장합니다. 침대에 누워서 잠을 자려고 궁리하거나 마음 졸이며 이제나 저제나 잠이 올 때만을 기다리면 긴장은 점차 고조되고 좌절감을 느끼며, 뇌는 더욱 더 강화된 조건형성이 됩니다. 이 원리를 잘 이해하고 평소에 약간만 신경을 쓰면 침실과 침대가 편안한 잠과 조건형성이 될 수 있을 것입니다.

아울러, 침실에는 각성을 일으키는 물건이나 자극을 치우는 것이 좋습니다. 잠자리에서 시계, 텔레비전, 스마트폰을 치우고, 잠자기 1~2시간 전에는 일 생각이나 업무 생각은 멈추고 편안한 마음으로 체조나 스트레칭으로 가볍게 몸을 풀고 잠을 잘 준비를 하면 도움이 될 것입니다.

5장

몇 가지 오해와 진실

하루를 잘 보내면 행복한 잠을 잘 수 있습니다.

레오나르도 다빈치

지금까지 수면에 대해 다양한 이야기를 나누었습니다. 잠에 대한 의학적 이야기부터 좋은 잠을 자기 위한 실천적 방법까지 살펴보았습니다. 이 장에서는 우리가 일상에서 접할 수 있는 잠과 관련한 몇 가지 오해와 진실을 다룰까 합니다.

과연 아침에 일어나는 데 자명종보다 효과가 좋은 것은 없는지, 멜라토닌은 그냥 먹어도 좋은 수면제인지, 침실에는 형광등이 좋은지 백열등이 좋은지, 올빼미형 인간은 아침형 인간이 될 수 있는지 그리고 낮잠은 어떻게 자는 것이 좋은지 등등 흥미로운 이야기들을 다루고자 합니다. 우리 일상과 관련이 깊은 이야기들인 만큼 여러분들에게 좋은 수면 습관을 줄 수 있는 알맞은 정보가 되기를 희망합니다. 그렇다면 먼저 빛에 대해 살펴보겠습니다.

빛을 활용하면 좋은 잠을 잘 수 있다

현대 사회는 빛의 세계라고 해도 과언이 아닐 정도로 우리는 빛과 함께 살고 있습니다. 우리 주변에는 한낮의 햇빛에서부터 밤을 밝히는 가로등, 사무실과 집안의 조명 그리고 휴대폰 화면의 불빛까지 매우 다양한 빛이 있습니다. 그러나 4장에서 살펴보았듯 잠과 관련해서 빛은 그리 환영할 만한 존재는 아닙니다. 그럼에도 빛은 수면 건강에서 가장 중요한 요인 중 하나입니다. 따라서 빛의 성질을 잘 알고 활용한다면 수면 건강에서 좋은 효과를 볼 수 있습니다.

　빛은 잠과 관련된 호르몬인 멜라토닌과 아주 연관이 깊습니다. 해가 지고 어둠이 찾아오면 멜라토닌의 생성을 시작하라는 신호를 주고, 해가 떠서 눈에 빛이 들어오면 멜라토닌의 생성을 억제해, 24시간보다 긴 생체시계를 24시간 주기로 재설정하는 데 결정적인 역할을 합니다.

　이런 빛이 우리 몸의 생체시계를 동조화를 시키는 정도 및 방향은 빛의 노출 시점, 밝기(조도), 그리고 파장 등 빛의 다양한 속성과 관련이 있습니다. 그러면 좀 더 자세하게 빛의 속성을 살펴보겠습니다.

1. 밝기(조도)

앞서 빛은 멜라토닌의 생성과 밀접한 관련이 있다고 했는데요, 밝기가 30룩스 이하의 어두운 조명은 멜라토닌 분비량이나 위상에 영향을 거의 주지 않습니다. 30룩스 이하라고 하니 감이 잘 오지 않으실 겁니다. 좀 더 쉬운 예를 들면, 광원의 밝기(룩스)를 기준으로 보름달은 0.05~0.1룩스이고 촛불은 1룩스입니다. 환하게 밝은 거리가 70~150룩스 정도 되니 그 정도 밝기는 멜라토닌 분비에 영향을 미친다고 볼 수 있습니다.

또한 밝기가 200룩스 정도 되면 멜라토닌 분비량이 최대로 억제되고, 550룩스 정도면 멜라토닌 분비 위상이 최대로 지연됩니다. 550룩스는 대략 사무실 조명의 밝기 정도입니다. 참고로 가정집 실내의 조명은 대개 150~200룩스 정도이기 때문에, 사실상 침실이나 잠 자기 전 조명으로는 적합하지 않습니다.

2. 파장(색온도)

같은 빛이라도 백열전등처럼 따뜻한 느낌을 주는 빛이 있고, 형광등처럼 시원하고 차가운 느낌을 주는 빛이 있습니다. 이는 빛의 파장 분포에 따라서 색온도가 달라지기 때문에 생기는 현상입니다. 색온도는 물체를 가열하면 온도가 높아질수록 푸른빛을 띠는 현상을 수치화한 것으로 단위는 켈빈(K)입니다.

색온도가 3000켈빈 미만인 조명은 적색 파장 성분을 많이 포함하고 있으며, 부드럽고 따뜻한 느낌을 줍니다. 또한, 멜라토닌 억제 효과가 거의 없기 때문에 침실 조명에 적합합니다. 예전에 많이 사용되었던 백열전구는 2700켈빈 정도로 침실의 전구로서 좋으나 지금은 생산이 중단되어 구하기 어렵습니다. 혹시 아실는지 모르겠지만 좋은 호텔방의 조명은 여전히 백열전등인 곳이 많습니다. 이는 백열전구가 멜라토닌 억제 효과가 없는 점을 고려한 것으로 보입니다.

색온도가 5500켈빈 이상이면 시원하고 차가운 느낌을 주며, 푸른색 파장 성분을 많이 함유합니다. 이런 빛은 맑은 날의 태양 빛을 생각하면 됩니다. 이렇게 높은 색온도의 조명은 멜라토닌 분비를 강하게 억제하므로, 침실 조명으로는 적합하지 않습니다.

하지만 이런 빛을 주간에 사용하는 경우에는 집중력과 인지 기능을 향상시키는 효과가 있어 공부방이나 사무실에서 사용하면 공부나 업무에 도움이 됩니다. 최근에는 LED등으로 교체가 되고 있는 실정이지만, 아직도 가정에서 가장 많이 사용하고 있는 주광색 형광등은 보통 6500켈빈 정도로 업무용으로는 적합하나, 침실용으로는 수면 건강 측면에서 볼 때 매우 부적합합니다.

요즘 실내외 조명 광원의 대세인 3파장 LED등은 4000켈빈 정도로 달빛의 색온도와 거의 같습니다. 달빛의 색온도와 비슷하다니 얼핏 보기에는 멜라토닌을 억제하지 않고 수면 건강에 좋을 것으로 생각하기 쉽습니다. 그러나 같은 색온도이지만 달빛과 LED

표 5-1   광원에 따른 색온도

광원	색온도(켈빈)
정오의 태양	5500~5800
달빛	4000~5500
일몰	2500~2600
백열등	2600~2800
백색발광체 전등	4000
나트륨증기등	2000
촛불	1500

등은 파장의 분포가 완전히 다릅니다. LED등은 파란색 파장의 피크가 매우 높게 있어, 멜라토닌 억제와 수면위상의 지연을 초래하므로 수면 건강에는 좋지 않습니다.

일주기리듬 및 수면 건강을 고려하여 개발된 LED등은 색온도를 가변적으로 조절할 수 있기 때문에 일주기리듬 주기에 맞춰서 현명하게 조명을 선택하여 사용하면 건강한 수면을 유지할 수 있습니다.

3. 노출 시점(타이밍)

우리 몸의 생체시계는 빛의 노출 시점에 따라 앞당겨지기도 하고 늦춰지기도 합니다. 다시 말해 심부체온이 가장 최저인 시점을 기준으로, 이보다 나중에 밝은 빛에 노출되면 일주기리듬은 앞으로 당겨지고(즉, 취침 시각이 빨라지고), 이보다 일찍 밝은 빛에 노출되면 일주기리듬이 뒤로 밀려서 늦게 자고 늦게 일어나는 양상으로 일주기리듬의 위상이 변합니다. 이러한 관계를 위상 반응 곡선(phase response curve)이라고 합니다(〈그림 5-1〉).

올빼미형인 사람은 아침에 일어나는 것을 매우 어려워합니다. 이때 올빼미형의 늦춰진 수면–각성 주기를 앞으로 당기고 싶으면 심부체온 최저점 이후에 밝은 빛에 노출하면 주기가 당겨집니다. 심부체온 최저점은 보통 기상 시각보다 2~3시간 이전에 보입니다. 〈그림 5-1〉에서 볼 수 있듯이, 빛에 대한 위상 반응은 심부체온의 최저점으로부터 2시간 이후에 최대의 반응을 보이므로, 잠에서 깨자마자 바로 밝은 빛을 30분 정도 쬐는 것이 기상 시각을 앞당기는 데 가장 최적의 시간임을 알 수 있습니다. 반대로, 아침형인 사람이 좀 늦게 자고 늦게 일어나고 싶으면 잠들기 2~3시간 전에 밝은 빛에 노출되면 수면–각성 주기가 점차 늦춰집니다.

지금까지 수면과 빛의 관계에 대해 살펴보았습니다. 이를 토대로 건강한 수면 그리고 일주기리듬을 얻기 위한 나름의 전략을 세워볼 수 있습니다. 정리하면 이렇습니다.

- 침실은 가능하면 동향이 좋고, 아침에 깨자마자 커튼을 걷어 햇빛이 들어오게 합니다.
- 매일 같은 시각에 기상하고, 기상하자마자 바로 밝은 인공조

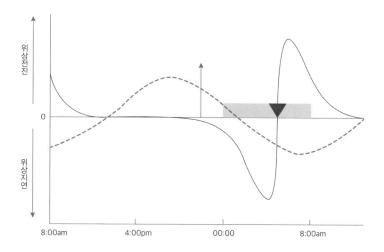

그림 5-1 　위상 반응 곡선. 실선은 밝은 빛, 점선은 멜라토닌에 대한 위상 반응 곡선이다. 네모
난 박스는 수면 시간을 나타내며, 화살표는 '어두운 빛 멜라토닌 시작점', 삼각형은 심부체온이
최저가 되는 시점이다. 최저 심부체온 시점 이후에 밝은 빛을 쬐면 일주기리듬 위상이 전진되고,
이전에 쬐면 위상이 지연된다. 따라서 새벽에 강한 빛을 쬐면 점점 더 올빼미형이 되고, 아침에
일어나자마자 빛을 쬐면 위상 지연을 막을 수 있다.

명을 30분간 쬡니다. 인공조명은 조도 500룩스 이상, 색온도 5500켈빈 이상이어야 최적의 효과를 냅니다.

- 출근할 때는 지하철보다는 버스를 이용하면 태양 빛을 보다 더 많이 받을 수 있습니다.

- 업무 중에는 커튼을 걷어서 자연광이 최대한 많이 들어오게 하거나, 실내조명을 최대한 밝게 유지합니다. 밝은 조명은 집중력과 인지 기능을 향상시키는 작용이 있습니다. 이때, 색온도가 높은 조명이 주의 집중에 보다 더 도움이 됩니다.

- 점심 식사 후에는 잠시라도 산책을 하여, 신체 활동과 일조량을 늘립니다.

- 취침 2시간 전부터는 스마트기기 사용을 중지하고, 거실이나 침실의 조명은 색온도가 3000켈빈 이하, 조도 150룩스 이하인 조명 아래서 긴장을 풀고 잠을 잘 준비를 합니다.

- 수면 도중 화장실을 가야 하는 경우가 있습니다. 그런 때에 평소에 사용하는 일반적인 밝은 조명은 다시 잠들기 어렵게 하고 깊은 수면을 방해합니다. 따라서 수면 중 화장실을 자주 가는 분은 심야용 낮은 색온도, 저조도의 조명을 별도로 설치해 놓으면 좋습니다. 만일 조명장치를 별도로 마련하기 어려운 경우에는 작은 스탠드 조명을 이용하면 천장의 밝은 조명보다는 나을 것입니다.

자명종보다는 자광등

다둥이 가족인 우리 가정은 아침에 아이들 방에서 시차를 두고 알람, 즉 자명종이 울립니다. 한 번에 깨기 어려우니 5분 간격으로 깰 때까지 자명종이 울리도록 세팅해 놓은 경우 정작 본인은 일어나지 않으면서 다른 사람의 수면만 방해하기도 합니다.

그런데 자명종 소음은 깊은 수면을 방해하지만 완전히 각성시키는 데는 효과가 적습니다. 이에 비해, 밝은 빛은 수면 상태를 각성상태로 전환하는 데 아주 효과적입니다. 빛은 눈을 감고 있어도 눈꺼풀을 통해서 들어가 시상하부에 있는 생체시계인 시신경교차상핵을 자극하면서 아침이 왔음을 알려줍니다.

따라서 소리보다는 빛으로 잠을 깨는 것이 수면 조절 메커니즘에 부합하는 방법입니다. 자동으로 특정 시각에 맞춰 조명이 켜지게 하는 기능이 있는 조명등(이를 자광등이라고 부르고 싶습니다)도 있으니 이용해보기 바랍니다. 다만, 일반 조명보다는 짧은 파장 성분이 많이 들어 있는 밝고 차가운 느낌의 조명이어야 효과가 좋습니다.

좋은 잠이 쌓이는 온도

잠은 온도와도 깊은 관련이 있습니다. 밤에 잠을 잘 자려면 온도는 어떻게 유지하는 것이 좋을까요? 결론부터 이야기하면 손발은 따뜻하게 하고 침실은 약간 서늘하게 하는 것이 좋습니다.

앞서 이야기했듯이 밤에 잠이 잘 오려면 낮에 열심히 활동을 해서 수면압력이 충분히 올라가야 하고(항상성 과정, S과정) 이와 함께 각성의 일주기리듬 과정(C과정)에서 각성 수준이 많이 감소되어 아래쪽으로 내려와 있어야 합니다. 밤이 되면 C과정에 의해 멜라토닌이 분비되고, 더불어 심부체온이 급격히 감소하기 시작합니다. 따라서 **심부체온이 내려가지 않으면 수면압력이 높아도 수면모드로 전환되기 어렵습니다.**

심부체온은 뇌의 온도를 반영하며 일주기리듬에 따라 섭씨 1도 이내에서 주기적인 변동을 보입니다. 신체의 말단부인 손과 발은 열을 발산하는 주요 부위로, 심부체온을 올리거나 내릴 때 중요한 역할을 합니다. 그런데 신체 말단부의 피부 온도는 심부체온과는 반대로 움직여서, 오후 3~4시에 가장 낮고 아침 6~7시에 가장 높은 패턴을 보입니다.

1999년 최고의 과학잡지 《네이처》에는 수면 전에 발을 따뜻하게 하면 열이 잘 발산되어 심부체온이 내려가면서 잠을 잘 이룰 수 있다는 연구 결과가 발표되었습니다. 따라서 잠드는 것을 수월하게 하려면, 발은 따뜻하고 뇌는 차가워야 합니다. 어떻게 보면 이는 동양의학에서 말하는 두한족열(頭寒足熱)과 맥이 통한다 하겠습니다.

잠자리에 들기 2시간 전에 따뜻한 물로 족욕을 하여 심부체온을 내려가게 한다면 자연스럽게 잠을 맞이할 준비가 될 것입니다.

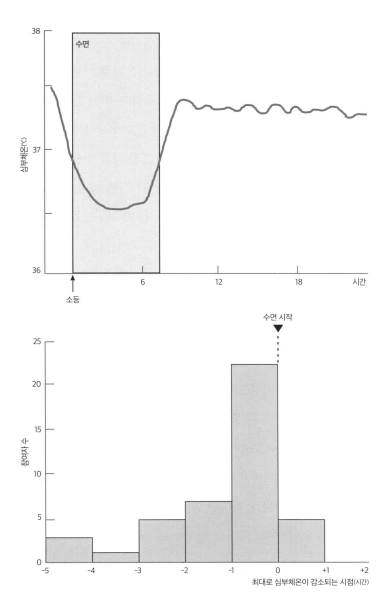

그림 5-2 체온과 수면의 관계. 잠이 오면 심부체온이 급격히 떨어지고(위), 체온이 급격히 떨어질 때 잠이 오기 시작한다. 심부체온은 보통 수면시작 60분 전에 가장 많이 감소한다(아래).

수면양말을 신고 잠을 자는 것도 도움이 됩니다.

체온뿐만 아니라 침실 온도도 중요합니다. 너무 더우면 심부체온이 쉽게 내려가지 않아 잠들기가 어렵습니다. 이는 열대야를 생각하면 쉽게 이해할 수 있습니다. 방안의 온도가 시원해야 심부체온이 좀 더 잘 내려갈 수 있으니, 침실 온도를 약간 선선한 정도로 유지하는 것이 좋습니다. 개인차가 있겠습니다만, 일반적으로 권장하는 침실 온도는 16~18도 정도입니다. 아침에는 심부체온이 최저점을 지나 서서히 상승하면서 기상을 준비하므로, 침대나 침실 온도가 자기 전에 비해 따뜻해야 아침에 깨기가 수월합니다.

그런데 우리나라는 여름과 겨울의 온도차가 뚜렷하기 때문에 계절을 고려해야 합니다. 열대야는 보통 밤의 최저 기온이 25도 이상인 밤을 말합니다. 최근에는 지구 온난화로 열대야 현상이 여름철에 부쩍 자주 나타나고 있는데요, 높은 온도와 습도로 우리를 더욱 괴롭히고 있습니다. 잠을 잘 이루지 못하게 할 뿐만 아니라 우리의 체력과 마음에도 부정적 영향을 줍니다. 잠을 수월하게 자려면 심부체온이 떨어져야 하고, 이렇게 심부체온이 떨어지면 뇌는 잠에 들 준비를 합니다. 하지만 열대야로 높아진 침실 기온은 심부체온을 쉽게 떨어지지 못하게 합니다. 또한 잠이 들었더라도 자주 깨게 만들고 깊은 수면 단계로 가는 것을 방해합니다. 결국 잠자는 시간이 줄어들게 됩니다. 또한 높은 온도와 습도는 땀을 많이 배출하게 해, 탈수 현상을 일으키고, 탈수는 수면의 질을 저하시킵니다. 마지막으로 열대야로 인해 불안감과 스트레스가 증가해 수면의 질을 나쁘게 합니다.

그렇다면 열대야에도 수면을 잘 취할 수 있는 방법은 뭘까요? 무엇보다 실내 온도와 습도를 잘 조절해야 합니다. 에어컨이나 선풍기를 사용하여 실내를 시원하게 유지하는 것이 필요합니다. 온도는 24~26도 정도로 유지하는 것이 좋습니다. 습도가 높으면 불쾌감을 유발하고 잠을 방해하기 때문에 환기를 잘 시키고 제습기를 사용하는 것이 좋습니다.

둘째, 좋은 수면 환경을 조성합니다. 침실을 시원하고 어두운 상태로 유지합니다. 커튼이나 블라인드로 빛을 차단하고, 냉각 장치를 사용해 침구를 시원하게 유지합니다.

셋째, 적절한 잠옷을 입습니다. 가볍고 통기성이 좋은 소재의 잠옷이 좋습니다. 적절한 잠옷은 피부의 건강을 유지하고 체온 조절에 도움을 줍니다.

넷째, 자기 전에 샤워를 합니다. 잠자기 2시간 전에 미지근한 물로 샤워하면 심부체온이 내려가서 잠을 수월하게 잘 수 있습니다.

다섯째, 수분 섭취를 충분히 하면 좋습니다. 열대야에는 탈수가 발생하기 쉽기 때문에 시원한 물을 충분히 마셔서 수분을 보충해야 합니다. 다만, 화장실을 자주 가지 않도록 수분 섭취 시간을 적절히 조절해야 합니다.

여섯째, 저녁에는 심한 운동이나 과음, 과식을 피해야 합니다.

심한 운동이나 과음, 과식은 체온을 상승시켜 잠을 수월하게 들기 어렵게 만듭니다. 저녁 식사는 가볍게 하고, 적당한 운동으로 몸을 이완하는 것이 좋습니다.

커피 or 낮잠? 낮잠의 진실

점심을 먹고 오후에 공부나 일을 하려는데 몸이 나른해지고 참을 수 없을 만큼 졸음이 밀려오는 것을 다들 한 번쯤은 경험했을 것입니다. 이때 커피를 마시면서 이를 악물고 잠을 참으며 일을 계속할 것인가, 아니면 10분 정도라도 눈을 붙이고 나서 일을 할 것인가 고민이 됩니다. 어느 방법이 더 효율적일까요? 정답을 말하면 '짧은 낮잠을 자는 것이 훨씬 더 낫다'입니다.

이는 여러 연구를 통해 뒷받침되고 있습니다. 낮잠은 피로와 졸음 증상을 해소해주고, 단기 기억 및 운동 반응을 높이며, 기분을 좋게 한다는 연구 결과가 많습니다. 하지만 낮잠을 아무 생각 없이 자면 오히려 더 졸리고 늘어지기도 합니다.

그렇다면 어떻게 자는 것이 좋은 낮잠일까요? 관련 연구들은 얼마나 자고 언제 자는지가 중요한 결정 요인이라고 지적합니다. 20분 이내의 짧은 낮잠은 깨자마자 즉시 각성도가 높아지고 인지 기능이 향상되며 몸과 정신을 민첩하게 합니다. 낮잠의 회복 효과 또한 3시간 정도까지 지속된다고 합니다.

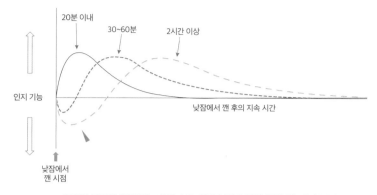

그림 5-3   낮잠의 길이와 인지 기능 회복 효과. 짧은 낮잠은 바로 인지 기능이 향상되나, 긴 낮잠은 수면관성으로 처음에는 오히려 인지 기능이 떨어지다가(빨간색 삼각형) 좀 시간이 지나면 인지 향상이 오래 지속된다.

하지만 30분 이상의 낮잠은 잠에서 깨기 어렵고 깨어나도 몸이 늘어져서 한동안 정신 차리기가 어렵습니다. 낮잠을 30분 이상 길게 자면 가장 깊은 수면인 서파수면 단계로 들어가고 이때는 쉽게 각성상태로 돌아오기가 힘들어지는 수면관성 때문에 정신을 차리기까지 시간이 오래 걸리는 것입니다.

수면관성이 어떤 것인지를 설명하기 위해 제가 겪었던 일화를 하나 이야기해보겠습니다. 얼마 전 미국 수면학회에 참석하기 위해 들뜬 마음으로 인디애나폴리스로 가는 길이었습니다. 코로나 팬데믹으로 열리지 않았던 학회 모임이 팬데믹 이후 3년 만인 2023년 드디어 대면으로 열린 것이라 묘한 흥분이 일었습니다. 인천을 출발한 비행기는 중간 기착지인 미니에폴리스까지 약 12시간을 비행했는데, 비행기에서 내릴 즈음 저는 깊은 잠에 빠졌습니다. 당시 저는 배낭과 작은 여행용 가방을 가지고 비행기에 탑승했습니다. 인디애나폴리스로 가는 비행기로 갈아타려면 미니에폴리스 공항에서 수화물 검사를 다시 해야 했습니다. 깊은 잠에서 깬 지 얼마 되지 않아 아직 정신이 멍한 상태로 짐을 끌고 이동하던 저는 수화물을 컨베이어벨트에 올려놓으라는 사람들의 말을 듣고 컨베이어벨트에 가방을 올려놓은 다음 배낭만 맨 채 보안 검색을 하는 곳으로 좀비처럼 걸어갔습니다.

보안 검색을 마치고 항공사 라운지에서 식사와 커피를 마시던 저는 순간 정신이 번쩍 들면서 가방을 어디에 뒀는지를 생각했습니다. 황급히 항공사 직원에게 문의했지만, 체크인도 안 한 상태에서 태그도 붙이지 않고 가방을 수화물 벨트에 올려놓았기 때문에 어디로 갔는지 알 수 없었습니다. 가방을 찾기 위해 백방으로 노력했지만 비행기 출발 시각이 다가와 결국 포기하고 인디애나폴리스로 갈 수밖에 없었습니다. 가방은 영영 찾지 못한 것이죠.

아마 여러분도 비슷한 경험을 한 적이 있을 것입니다. 나중에 가방을 왜 분실한 것인지 곰곰이 생각해보니 바로 '수면관성' 때문이었습니다. 수면관성은 비렘수면 상태에서 각성상태로 돌아올 때, 계속 자려는 관성에 의해 각성으로 돌아오는 데 시간이 걸리는 것을 말합니다. '잠에 취했다'라고 하는 상태가 수면관성 현상인 것입니다. 저는 비행기에서 깊은 잠에 빠져 있다가 공항에 도착해 억지로 깨어났지만 아직 정신이 완전히 돌아오지는 않은 상태였습니다. 이런 상태에서는 인지 기능이 제대로 작동하지 않아 저와 같은 실수가 많이 발생할 수 있으므로 주의가 필요합니다. 수면의 학자로서 수면이 우리 일상생활에 얼마나 큰 영향을 미치는지 다시 한 번 깨달은 사건이었습니다.

다시 낮잠으로 돌아와 이야기를 이어가면, 2시간 정도의 긴 낮잠은 깰 당시에는 인지 기능이 저하되지만, 그 시기가 지나면 회복효과가 장시간 지속될 수 있습니다. 다만, 이 경우에는 서파수면을 취하게 되므로 수면압력이 많이 감소하고 결국 야간에 잠들기가 어렵고 깊이 잠드는 것을 방해할 수 있습니다. 따라서 수면관성이 생기지 않는 20~30분 이내의 짧은 낮잠이 학교나 직장에서 실천할 수 있는 가장 좋은 졸음 해소와 피로회복의 방법이라고 할 수 있습니다.

하루 중 어느 때에 낮잠을 자는 것이 좋을까 하는 것도 중요합니다. **낮잠은 오전이나 초저녁에 자는 것보다 오후 1~4시 사이에 자는 것이 회복 효과가 훨씬 큽니다.** 사람의 각성도는 일주기 변동을 보이는데, 아침에 기상하면 각성도가 서서히 증가하고 오후 1~4시경에 각성도가 일시적으로 가라앉았다가 늦은 오후부터 자기 전까지 각성도가 상승하는 곡선을 그립니다. 이것을 오후하강(afternoon dip)이라고 하는데(《그림 5-4》), 이때는 체온도 일시적으로 떨어지고 몸과 머리가 잘 돌아가지 않으며 졸음이 많아집니다. 긍정적인 정서도 이 시간대에 하강이 일어납니다.

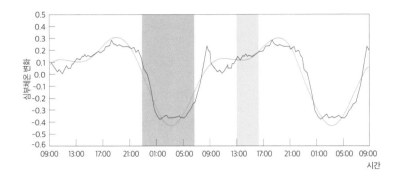

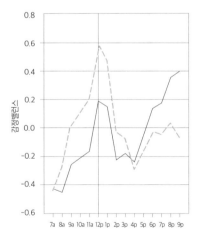

그림 5-4　　체온 및 각성 수준의 일주기 변동(위). 그래프에서 넓은 사각형은 수면 상태, 좁은 사각형은 오후하강을 나타낸다. 긍정적인 기분의 일주기 변동(아래). 체온의 변동과 일치하게 오후 1~4시에 긍정적인 기분이 가장 낮다.

오후하강 곡선은 점심을 먹지 않은 상황에서도 똑같이 나타나는데요, 이는 오후하강이 단지 포만감에 따른 나른함 때문에 일어나는 것이 아님을 보여줍니다. 낮에 발생하는 교통사고가 주로 이 시간대에 잘 발생한다는 통계도 오후하강을 뒷받침하는 결과라 할 수 있습니다.

따라서 낮잠은 각성 수준의 일주기변동에서 점심 식사 후 각성이 일시적으로 처지고 졸음이 몰려오는 오후 1~4시경에 자는 것이 졸음을 줄이고 정신 및 신체적 활력을 높이는 데 가장 효과적입니다. 오후 2시경 몸이 나른할 때에 20분 이내의 짧은 낮잠은 강력한 회복기능을 보이므로 파워 낮잠(power nap)이라고 합니다.

그렇다면 오후에 졸음이 쏟아질 때 커피를 마시며 버티는 것이 나을까요? 아니면 낮잠을 잠깐 자고 나서 일하는 것이 나을까요? '낮잠의 효과는 이제 알겠는데 설마 커피만큼 각성효과가 있겠어?'라는 궁금증이 당연히 생길 것입니다. 수면과학자들 역시 이런 궁금증이 있었는지 실험을 하며 연구했습니다. 결과는 어땠을까요? 실험 결과 낮잠이 언어 및 운동 기억을 카페인보다 더 잘 향상시키는 것으로 나타났습니다. 따라서 오후에 졸음이 쏟아질 때는 커피를 마시며 버티기보다는 (낮잠을 잘 수 있다면) 잠깐 눈을 붙이고 일이나 공부를 하는 것이 낫습니다.

점심식사 후 운전을 하다가 졸은 경험이 다들 있을 겁니다. 잠을 쫓기 위해 창문을 내리기도 하고 허벅지를 꼬집어보기도 하지만 졸음은 쉽게 달아나지 않습니다. 이럴 때 가장 효과적인 방법을 소개합니다. 과학자들의 연구 결과에 따르면, 커피를 한 잔 마시자마자 바로 15분 정도 낮잠을 자고 나서, 15분 정도 있다가 운전하는 경우 커피만 마신 경우보다 운전사고(연구에서는 모의운전 테스트)의 발생률이 25퍼센트 정도 적었다고 합니다.

커피를 마시면 30분 정도 시간이 지나야 각성효과가 나타납니다. 따라서 커피를 마시고 즉시 짧은 낮잠을 자면 카페인의 각성효과가 발휘되기 전에 잠을 잘 수 있고, 깨어나서는 파워 낮잠의 효과와 카페인의 각성효과가 상승작용을 일으켜 최대의 효과를 발휘할 수 있다는 이야기입니다. 이것이 이른바 나푸치노(nap+cappucchino)입니다.

낮잠을 30분 이내로 짧게 자야 하는 또 다른 이유는 낮잠과 심혈관질환 및 사망률 간의 관계를 조사한 메타연구에서 힌트를 얻을 수 있습니다. 연구에 따르면 낮잠은 30분까지는 오히려 심혈관질환을 예방하는 효과가 있었고, 그 이후부터는 심혈관질환이 증가하는 추세로 나타났습니다.

또한 낮잠을 60분 넘게 자는 사람들은 30분 이내로 자는 사람들에 비해 심혈관질환의 발병 위험이 1.8배 정도 높았고, 사망률도 1.3배 정도 높은 것으로 나타났습니다. 따라서 나른한 오후에 30분 이내의 짧은 낮잠은 피로 회복, 인지 기능을 향상시킬 수 있으나 지나치게 많이 자면 오히려 더 부작용이 있으므로 주의해야 합니다.

낮잠의 힘과 부작용을 이야기하다 보니 저희 수면클리닉을 찾았던 기면병을 앓고 있는 스물다섯 청년이 생각납니다. 그 청년은 밤에 아무리 자도 낮 동안에 주체하지 못할 정도로 졸음이 쏟아져 직장 생활에 큰 어려움을 겪고 있었습니다. 다행히 기면병 약물치료를 받으면서 졸린 증상은 어느 정도 개선이 되었으나 증상이 완전히 사라진 것은 아니었습니다.

저는 청년에게 점심을 먹은 후 30분 정도 낮잠을 잘 것을 권했는데요, 이렇게 낮잠을 자서 오후에 졸린 증상을 상당히 예방할 수 있었습니다. 기면병 환자에게 낮잠은 약제 반알 정도의 효과가 있어 큰 도움이 됩니다. 재미있는 것은 이 환자가 주말에는 낮잠을 2시간 심지어는 3시간 정도 잘 경우도 있는데 이럴 때는 전혀 도움이 되지 않고 오히려 정신이 맑지 않은 멍한 상태가 오래 갔다고 합니다. 30분 이내의 낮잠이 길게 자는 것보다 각성을 증가시키고 뇌를 맑게 하는 데 더욱 효과적임을 알 수 있습니다.

기면병

기면병은 10만 명당 10명 정도가 발생하는 매우 드문 질환으로, 정말 괴로운 수면장애입니다. 그냥 살짝 오는 졸음이 아니라 갑자기 졸음이 찾아와서 참을 수 없는 잠이 쏟아지는 것이 특징이죠. 학교에서 수업을 듣다가, 회의하다가, 운전하다가, 버스나 지하철에서 앉아 있다가 푹 잠들어 버리는 건데요. 이 때문에 정거장을 제대로 못 내릴 때도 많습니다. 그 정도가 얼마나 심하냐면, 존경하는 사람과 대화를 하는 중이라도, 재밌는 영화를 보는 중이라 해도 잠을 못 참는 겁니다. 잠깐 잠들었다 깨면 한동안 깨어 있지만, 정말 이런 졸음은 참을 수 없을 만큼 힘들게 합니다.

아울러 기면병에는 '탈력발작'이라는 증상이 있습니다. 이 증상은 웃거나 화를 내는 등 감정이 바뀔 때 턱이나 어깨, 목, 무릎 주변의 근육에 힘이 빠지는 현상입니다. 탈력발작이 일어나면 말도 제대로 못 하고, 앉아 있는 것도 힘들어지며, 심하면 그냥 쓰러져 버릴 수도 있습니다. 기면병 환자 중 60~70퍼센트 정도에서 이런 증상이 나타나는데, 사회생활에 큰 지장을 줍니다. 좋아하는 사람을 만나서 인사하다가도 갑자기 손이나 어깨, 얼굴의 근육에 힘이 빠져서 제대로 인사를 못 하는 경우도 있고, 계단을 오르다가 갑자기 다리에 힘이 빠져 넘어질 수도 있습니다.

기면병은 뇌에서 히포크레틴(또는 오렉신)이라는 물질이 충분히 분비되지 않아서 발생하는 것으로 알려져 있습니다. 이 히포크레틴이 없으면 갑자기 잠이 오거나 꿈을 꾸는 것 같은 환각을 느끼고, 웃거나 화를 낼 때 급작스럽게 근육에 힘이 빠지는 증상도 나타납니다. 그런데 이 히포크레틴 세포가 왜 줄어드는지는 아직 정확하게 알려진 바가 없습니다. 다만 몸이 스스로 이 세포를 공격하는 자가면역 반응 때문이라는 설이 가장 설득력 있습니다. 2009년 북유럽에서 신종플루 백신 접종 후 기면병 발생률이 급증했던 사건 등이 이 설을 뒷받침해주고 있습니다.

　기면병은 괴로운 질환이긴 하지만, 졸음과 탈력발작 증상을 조절하는 약물 치료가 가능해서 대부분의 환자들이 그런대로 일상생활을 유지할 수 있습니다. 물론, 이런 치료가 모든 환자에게 완전히 효과적이라고 할 수는 없지만, 그럼에도 환자의 증상을 어느 정도 완화시키는 데 도움이 됩니다.

멜라토닌, 어떻게 먹어야 하나

멜라토닌은 해가 지면서 어둑어둑해지면 솔방울샘이라는 뇌의 아주 깊은 부위에 위치한 자그마한 뇌의 기관에서 분비되는 호르몬입니다. 어둠의 호르몬으로 알려진 멜라토닌은 밤이 왔음을 알려주고, 농도가 올라가면 잠을 자야 한다는 신호를 보내는 역할을 합니다.

　이런 멜라토닌을 수면제로도 복용하기도 하는데요, 이와 관련하여 몇 가지 이야기를 해보겠습니다.

　멜라토닌은 수면제 혹은 수면유도제로 잘 알려져 있으나, 졸피뎀 등 벤조디아제핀계열의 수면제와는 약리학적 특성이 많이 다릅니다. 멜라토닌을 복용하면 잠이 오는 경향이 증가하고, 잠들었을 때 깨는 횟수가 감소합니다. 그러나 잠들기까지 시간이 고작 수분 당겨지는 정도여서 일반 수면제보다는 효과가 매우 적은 편입니다.

　또한, 일반 수면제와 달리 생리적으로 멜라토닌이 분비되는 시점인 '어두운 빛 멜라토닌 시작점' 이후(저녁 8~10시)에 복용하면 수면 유도 효과가 거의 나타나지 않습니다. 말하자면, 멜라토닌은 다른 수면제와 달리 일주기리듬에 영향을 줍니다. 즉, 수면-각성 주기를 조절하는 기능이 있으며, 이것이 멜라토닌의 고유한 역할이라고 할 수 있습니다.

　멜라토닌은 복용하는 시각에 따라 수면-각성 주기가 당겨지거나 늦춰질 수 있습니다. 멜라토닌을 오후나 초저녁에 복용하면 잠드는 시간이 빨라지고, 오전에 복용하면 수면-각성 주기가 늦춰집니다. 따라서 멜라토닌은 용량보다는 복용하는 시각, 즉 타이밍이 더 중요합니다.

　한편 멜라토닌은 시차증후군을 예방하거나 빠른 시차 적응에 도움을 줄 수 있고, 교대 근무자의 수면장애에 효과가 있습니다. 그런데, 일주기리듬을 변화시키기 위해서는 매일 같은 시각에 수일 이상 꾸준히 복용해야 효과를 볼 수 있습니다. 용량은 시중에서 판매되는 용량보다 훨씬 적은 용량인 0.5밀리그램만으로도 일주기리듬 조절 효과를 나타냅니다. 멜라토닌이 수면에 미치는 기전은 아마도 심부체온을 떨어트려서 그 효과가 나타나는 것으로 보고 있습니다.

이른바 수면제로 가장 많이 사용하는 벤조디아제핀계열 수면제는 중추신경계의 억제성 신경전달물질인 GABA(감마아미노부티르산)의 작용을 강화시킵니다. GABA 농도가 올라가면 시상하부와 뇌간의 각성 중추가 억제되어 잠이 유발되는 원리죠.

　그런데 벤조디아제핀계열 수면제는 강제로 잠이 들게 하지만, 숙면에 중요한 서파수면은 감소시키고, 감정기억이나 감정조절에 중요한 렘수면도 감소시키는 원하지 않는 효과가 있습니다. 말하자면 벤조디아제핀계열 수면제는 뇌의 의식 수준을 강제로 억제하는 것이지 자연스러운 수면을 하게 유도하지는 못한다고 할 수 있습니다.

　이에 반해 멜라토닌은 서파수면이나 렘수면의 양에 큰 영향이 없는 것으로 알려져 있습니다. 그렇다고 멜라토닌이 부작용이 없는 것은 아닙니다. 두통, 피로감, 어지럼증 등 경미한 부작용이 있을 수 있고, 혈당을 올리며, 고혈압약을 복용하는 사람에게 혈압을 상승시킬 수 있기 때문에 주의가 필요합니다.

　무엇보다도, 해외 온라인 사이트에서 처방 없이 구할 수 있는 멜라토닌은 식품으로 분류되어 약품과 같은 엄격한 규제가 없기 때문에 같은 용량이라도 효능이 천차만별이고 제품의 순도도 다양하므로 구입 시 주의해서 살펴봐야 합니다.

　최근에 개발된 서방형 멜라토닌 제제는 서서히 흡수되어 심부체온이 최저점에 도달하는 시점에 혈중농도가 최고치가 되도록 설계되어 체내에서 분비되는 멜라토닌의 작용 시기와 유사하게 작용하는 특징이 있습니다. 서방형 멜라토닌은 55세 이상의 성인 불면증에서 효과가 있는데요, 의사의 처방에 의해서만 사용이 가능합니다.

또한 멜라토닌은 꿈 속 행동을 실제 현실에서 표출하는 렘수면행동장애의 꿈 행동을 조절하는 데 효능을 보여 임상에서 많이 사용하고 있습니다. 특히, 멜라토닌은 강력한 항산화효과를 가지고 있어서, 렘수면행동장애 환자에서 파킨슨병이나 치매로의 진행을 예방하는 데 효과가 있을 가능성도 점쳐지고 있습니다. 이에 대해서는 좀 더 연구가 필요합니다.

올빼미형 인간은 아침형 인간이 될 수 있을까

2000년대 초 『아침형 인간』이라는 책이 베스트셀러가 되면서 많은 사람들이 일찍 자고 일찍 일어나는 것을 성공의 전제 조건처럼 인식하고 있습니다. 이런 인식은 지금까지도 사회 전반에 널리 퍼져 있습니다. 우리 사회는 일찍 일을 시작하는 것을 선호하는 문화이며, 그렇기 때문에 아침 일찍 일어나서 활동할 수 있는 종달새형에게 유리한 사회입니다. 종달새형은 부지런하며 성실하다고 여겨지는 것이 사회적 분위기입니다.

반면 올빼미형인 저녁형 인간은 게으르며 불성실하다고 오해를 받습니다. 그러나 이것은 단지 사회적 통념일뿐 생체시계의 생물학적 효율성은 전혀 고려하지 않은 것입니다.

아직까지 많은 사람들이 일주기유형의 개인 차이를 단지 생활습관의 문제나 개인의 의지 문제로 생각하고 있습니다. 하지만 최근 생체시계 유전자가 속속 발견이 되고 있으며, 그 기능이 점차 밝혀지고 있습니다.

이에 따르면 일찍 자고 일찍 일어나는 종달새형, 늦게 자고 늦게 일어나는 올빼미형 등 사람의 일주기유형은 유전적 소인, 생활습관 및 나이에 의해 영향을 받습니다. 이 중에서 유전적 소인이 가장 큰 영향을 미칩니다. 한마디로 체질적인 요인이 가장 중요하다는 의미입니다.

이는 전 세계 성인을 대상으로 조사한 연구를 통해서도 뒷받침되고 있습니다. 전 세계 성인 3만여 명을 대상으로 조사한 연구를 보면, 종달새형(14퍼센트)도 올빼미형(21퍼센트)도 아닌 중간형 혹은 제3의 새형이 인구의 73퍼센트를 차지하는 것으로 나타났습니다.

또한 사람의 일주기유형은 고정되어 있는 것이 아니라 나이가 들어감에 따라 점진적으로 변합니다. 사춘기 이전에는 종달새형이었다가 사춘기에 접어들면 점차 늦게 자고 늦게 일어나는 패턴으로 생체시계가 늦춰집니다. 그리고 이와 같은 청소년기의 생체시계 지연은 20대 초반까지 계속되다가 이후부터는 노인기까지 지속적으로 잠드는 시각이 빨라집니다〈그림 5-5〉.

많은 노인들이 초저녁부터 잠을 자고 새벽에 일찍 깨는 이유는 노화에 의한 생체시계의 생물학적 변화에 의한 것이지 나이가 들면서 특별히 부지런해져서 그런 것이 아닙니다.

우리의 모든 신체적, 정신적 활동은 생체시계 리듬의 지휘에 따라 조화롭게 작동하도록 설계되어 있습니다. 또한 생체시계의 리듬은 개인의 의지를 통해 쉽게 바꿀 수 있는 성질의 것이 아닙니다. 단순히 습관이나 선택의 문제가 아니라 유전적인 소인 혹은 체질에 가깝기 때문입니다. 20퍼센트 정도밖에 되지 않는 종달새형이 되기 위해 많은 사람들이 자신의 생체시계 리듬을 무시한 채 무조건 종달새형 인간이 되려고 노력하는 것은 오히려 건강을 해치고 업무의 효율을 떨어뜨릴 것입니다.

'나는 올빼미형인데 어떻게 하면 좋은가요? 아침에 일어나기 너무 힘들고 오전 내내 졸리고 기운이 없어요. 심지어 우울해지기도 합니다'라는 하소연을 많이 듣습니다. 생체시계의 주기는 어느 정도 유전적으로 정해지기 때문에 근본적으로 바꾸는 것은 어렵지만, 우리의 생체시계는 다양한 환경의 변화에 유연하게 대처할 수 있는 적응력이 있으므로 현실에 맞게 최대한 생체시계를 조절하는 것이 필요합니다.

올빼미형이 종달새형이 되거나 그 반대가 되는 것은 거의 불가능합니다. 그러나 중간형은 환경에 따라, 그리고 필요할 때 생체시계를 어느 정도(2시간 이내 정도) 당기거나 늦출 수 있는 대처 능력이

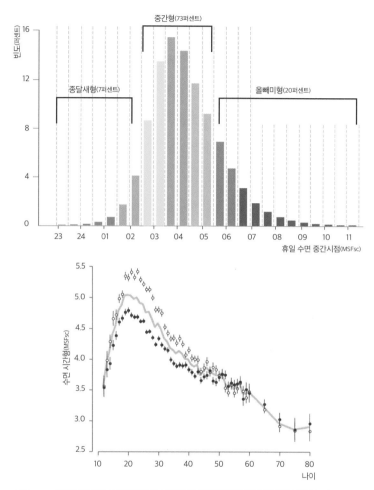

그림 5-5   인구집단에서 일주기유형의 분포(위)와 연령에 따른 일주기유형의 변화(아래)

있으므로 웬만한 업무 환경에 적응할 수 있을 것입니다. 자신의 일주기유형과 맞지 않는 업무 환경에서는 각별하고 지속적인 생체시계 관리가 필요합니다.

앞서 이야기한 것처럼 중고등학생 시기에는 대부분의 아이들이 올빼미형으로 변합니다. 그런데 학교 등교시간은 초등학교 때보다 더 빨라지는 게 현실이니 많은 학생들이 아침에 일어나기 힘들고 오전에 수업을 맑은 정신으로 듣기가 어렵습니다.

미국에서 중고등학생들의 등교 시각을 30분 늦추었더니 학생들의 수면 시간이 늘어났고 안녕감이 좋아졌으며, 성적도 향상이되었다는 연구 결과가 있습니다. 국내에서도 경기도에서 학생들의 등교시각을 9시로 늦추었더니 졸거나 지각하는 학생이 줄었고 전반적인 행복감이 높아졌다고 합니다. 학생들의 학교 시작 시각을 어른들의 시계가 아니라 학생들의 생체시계의 리듬에 맞춰야 할 것입니다. 경기도의 9시 등교 정책이 전국으로 확산되길 기대합니다.

개운하고 상쾌한 아침을 위하여

잠은 특별한 노력을 기울이지 않아도 저절로 작동되는 생체 기능입니다. 때가 되면 배가 고프듯, 때가 되면 잠이 오고 그래서 잠을 자는 것이 정상입니다. 그럼에도 불구하고 잠을 제대로 못 자는 사람들이 점점 더 많이 늘고 있습니다. 전구의 발명으로 어둠이 사라지고 늦은 밤에도 깨어 움직이고 일할 수 있는 사회가 되면서, 또 정보통신 혁명으로 스마트기기의 사용이 일상화되면서 점점 더 잠들기 어려운 사회가 되고 있습니다. 역설적이게도 이제는 잠을 잘 자기 위해 노력해야 하는 사회가 되고 말았습니다.

이 장의 마지막은 잠을 잘 자는 사람의 수면 습관을 다시 한 번 살펴보고자 합니다. 여기서 잠을 잘 잔다는 것은 단지 빨리 잠드는 것만을 의미하지 않습니다. 잠을 자는 도중에 깨지 않고 아침에 개운하고 상쾌하게 일어나는 질 좋은 잠을 자는 것을 의미합니다.

먼저, 잠을 잘 자는 사람들은 수면-각성을 조절하는 두 과정, 즉 항상성과 일주기리듬에 순응하여 잠을 자고 또 깨어납니다.

잠을 자기 위해 특별한 노력을 기울이지 않는다는 이야기입니다. 밤에 졸리고 잘 때가 되면 하던 일이 아무리 많아도 덮어두고 일단 자고, 다 잤으면 미련 없이 일어나 하루를 시작합니다. 졸리지 않는데도 시간이 되었다고 잠자리에 누워 억지로 잠을 청하지 않고, 충분히 졸릴 때까지 기다렸다가 비로소 잠자리에 눕습니다.

둘째, 일정한 시각에 일어납니다.

아침 기상을 일정하게 하고, 특히 휴일에도 평일과 동일하게 일정한 시각에 일어나는 습관을 가지고 있습니다. 평일에 잠을 부족하지 않게 자므로 휴일에 특별히 더 많이 잘 필요성을 느끼지 않습니다. 그러니, 휴일에도 평소와 같은 시간대에 저절로 일어나는 것입니다.

셋째, 자기 전에 자기만의 수면 의식(儀式)이 있습니다.

졸려서 잘 때가 되면 씻고 잠옷으로 갈아입고 이부자리를 정돈하는 등 자기만의 절차를 가지고 있습니다. 특히, 이런 잠자리 의식은 어린아이들에게 매우 중요합니다. 잠자리 의식이 없으면 아이들은 잠투정을 할 수 있고 어려서 잘못 형성된 수면 습관은 성인이 되어서 불면증으로 발전하는 경우가 허다합니다.

물론 성인에게도 수면 의식이 필요합니다. 왜 그럴까요? 수면 의식은 조건 학습의 일종입니다. 말하자면 수면 의식은 졸릴 때 하는 특정 행동이 꿀잠과 연결된다는 신호를 뇌에게 학습시키는 것입니다. 그러면 다소 졸리지 않더라도 수면 의식을 행함으로써 잠을 불러올 수 있게 됩니다.

넷째, 침대에서는 잠만 잡니다.

침대에 누워 TV를 본다든지 스마트폰을 한다든지 누워서 이것저것 생각하지 않습니다. 이런 지적, 정신적 활동은 침대에 들어오기 전에 거실에서 다 마칩니다. 아울러 잠을 잘 자는 사람들은 긍정적이며 스트레스를 잘 견뎌냅니다. 스트레스 상황을 잘 해결하고, 문제를 침대에까지 가져오지 않는 것이죠.

2020년 성인 13000명을 대상으로 실시한 글로벌 수면 서베이에서 응답자의 51퍼센트가 잠들기 전 침대에서 핸드폰을 본다고 응답했습니다. 특히 응답자의 33퍼센트는 수면 개선을 위해 TV를 시청한다고 답했습니다. 이것을 보면 사람들이 수면에 대해 얼마나 잘못된 인식을 가지고 있으며, 잘못된 방법을 사용하고 있는지를 알 수 있습니다.

다섯째, 아침에 활기차게 깨고 자기만의 아침 의식이 있습니다.

아침에 일어나자마자 화장실에 가서 소변을 보고, TV 뉴스를 켜 놓고 스트레칭이나 가벼운 체조로 밤새 굳은 몸을 풀어주는 등 자신만의 아침 루틴을 수행하면서 하루를 시작합니다. 눈을 뜨자마자 침대에 누워서 핸드폰을 뒤적이지 않습니다.

여섯째, 낮에 활기차게 활동을 합니다.

잠을 잘 자는 사람들은 많이 걷고 움직이고 일광욕도 많이 합니다. 규칙적으로 적절한 운동을 함으로써 신체를 단련합니다. 이를 통해 일주기리듬을 강하게 만들고 동시에 수면항상성을 증가시켜 밤에 강한 수면욕구가 생기게 합니다. 레오나르도 다빈치 말마따나 하루를 잘 보내면 행복한 잠을 잘 수 있습니다.

일곱째, 잠을 잘 자는 사람들의 침실은 차분하고 아늑합니다.

시계, TV, 컴퓨터, 오디오, 잡동사니 등이 없고, 침대와 장롱 등 기본적인 가구만 있어 마음이 차분해집니다. 조명은 밝지 않고 아늑하며, 창으로 불빛이 새어 들어오지 않습니다. 소음이 들리지 않으며, 잠자기 적절한 온도에 맞춰져 있습니다.

습관이란 의식적인 노력 없이 자동적으로 일어나는 행동이나 행위를 말합니다. 평소에 좋은 수면 습관을 들이면 특별한 노력을 기울이지 않고도 저절로 잠을 잘 잘 수 있을 것입니다.

우리나라는 OECD 국가 중에서 수면 시간이 가장 적은 나라입니다. 우리 사회는 아직 수면보다는 공부나 업무, 심지어는 레저 시간이 더 중요하다고 인식하는 듯합니다. 그나마 우리나라 사람들의 수면 시간이 최근 15년 동안 조금씩 늘어나는 경향을 보여 다행입니다. 물론 수면 시간이 늘었다고 해서 수면의 질까지 좋아진 것은 아닙니다. 건강한 수면을 위해서는 정확한 지식, 지속적인 실천이 필요합니다.

많은 사람들이 숙면을 취하고 꿀잠을 자기 위해 침대에서부터 베개, 조명, 웨어러블 기기 및 수면 앱 등에 기꺼이 많은 돈을 지불하고 있습니다. 이런 흐름에 발맞춰 수면 산업은 엄청난 성장세를 보이고 있으며, 수면 측정 및 관리에 새로운 IT기술이 접목된 기기들이 속속 개발되고 있습니다. 예전에 비하면 정말 기기와 기술에서 엄청난 발전을 이룬 것이 사실입니다. 하지만 평소 올바른 수면 습관을 제대로 알고 지속적으로 실행하지 않는다면 아무리 좋은 제품이나 기술이라도 최적의 성능을 발휘하지 못하고 또 건강

수면에 도움이 되지 않을 것입니다. 너무나도 유명한 말처럼 '침대는 공유할 수 있어도 잠은 공유할 수 없습니다.'

　잠은 당연히 누구나 자는 것이고, 특별한 노력을 하지 않아도 자연스럽게 잘 수 있는 것이며, 건강과 행복에 필수적이고, 피로를 회복하고 에너지를 충전하며, 기억을 정리하고 몸의 독성 물질을 제거하는 시간입니다. 이것이 바로 잠이고, 잠의 특성입니다. 그러나 당연한 것이 당연하지 않은 것이 되고, 누구나 하는 것이 나만 못하는 것이 되며, 자연스럽게 이루어지는 것이 아무리 노력해도 되지 않고, 건강과 행복을 주어야 할 것이 병을 부르고 불행을 가져오며, 피로와 독성 물질이 되레 쌓이는 그런 시간이 될 수도 있습니다. 어떤 사람에게 잠은 회복, 충전, 행복, 상쾌함이지만 어떤 사람에게는 고통, 불안, 긴장, 피로가 되기도 합니다. 건강하게 잘 자는 사람에게는 더없이 쉽고, 말도 못하게 개운한 것이지만 그렇지 못한 사람에게는 더없이 어렵고, 힘들고, 무거운 일이 바로 잠입니다. 잠은 극단적 두 얼굴을 가졌습니다. 이 책이 개운하고, 상쾌하고, 건강한 수면을 위한 좋은 안내서가 되었으면 합니다.

　이 책은 작은 시작에 불과합니다. 자신의 수면 습관과 환경을 올바로 파악하고, 잠의 실체를 이해하며, 일상에서 건강한 수면을 위한 방법을 실천할 수 있도록 도와주는 출발점입니다. 이 책이 작은 씨앗이 되어 여러분의 건강과 안녕에 도움이 되길 바랍니다.

맺음말

아울러 여러분 주변에 있는 사람들과 함께 잠의 중요성을 공유하고 수면 건강을 위해 함께 실천해야 한다는 것을 말하고 싶습니다. 우리가 살펴보았듯이 잠의 문제는 개인의 문제를 넘어서 사회의 문제까지 확장됩니다. 책상에 엎드려 졸고 있는 아침의 교실 풍경은 학생 개인의 문제가 아닙니다. (수면의 문제가 개인만의 문제가 아니라는 점은 3장에서 충분히 이야기했습니다.) 사회의 구성원들이 수면의 중요성을 인식하고, 건강한 수면의 가치를 함께 공유하는 것이 필요한 이유입니다.

독일의 철학자 프리드리히 니체는 이렇게 말했습니다. '잠을 자는 것은 결코 보잘 것 없는 기술이 아니다. 모든 덕을 갖추고 있어야 한다.' 가장 단순한 것 같으면서도 가장 복잡한 것이 잠입니다. 가장 쉬우면서도 가장 어려운 것이 잠입니다. 이 복잡하고 어려운 잠을 편안하고 개운하게 마음껏 누리기를 바라며 이 책을 마칩니다.

그림 및 표 출처

그림 1-1

Time spent sleeping by men and women in OECD countries 2016. Statista 2022. Accessed at: https://www.statista.com/statistics/521957/time-spent-sleeping-countries/. (2023년 1월 21일 접속)에서 변형

표 1-3

Brandolim Becker N, Martins RIS, Jesus S de N, Chiodelli R, Stephen Rieber M. Sleep health assessment: A scale validation. *Psychiatry Research*. 2018;259:51-55에서 변형

그림 2-11

Siegel JM. Sleep function: an evolutionary perspective. *The Lancet Neurology* 2022; 21(10): 937-946에서 변형

그림 3-1

Sabanayagam C, Shankar A. Sleep Duration and Cardiovascular Disease: Results from the National Health Interview Survey. *Sleep*. 2010; 33: 1037-42 를 재구성함.

그림 3-3

Kripke DF, Garfinkel L, Wingard DL, Klauber MR, Marler MR. Mortality associated with sleep duration and insomnia. *Arch Gen Psychiatry* 2002;59(2): 131-136에서 변형.

그림 3-4

(위) Winer JR, Deters KD, Kennedy G, Jin M, Goldstein-Piekarski A, Poston KL, Mormino EC. Association of Short and Long Sleep Duration

With Amyloid-âBurden and Cognition in Aging. *JAMA Neurology* 2021;78(10):1187-1196. (아래) Sabia S, Fayosse A, Dumurgier J, van Hees VT, Paquet C, Sommerlad A, et al. Association of sleep duration in middle and old age with incidence of dementia. *Nature Communications* 2021; 12: 2289에서 변형.

그림 4-1

김지현 외,『증례로 배우는 수면장애』 범문에듀케이션; 2020.

표 5-1

아네테 크롭베네슈,『우리의 밤은 너무 밝다』 이지윤 옮김, 시공사; 2021.

그림 5-1

Pandi-Perumal SR, Smits M, Spence W, Srinivasan V, Cardinali DP, Lowe AD, Kayumov L. Dim light melatonin onset (DLMO): A tool for the analysis of circadian phase in human sleep and chronobiological disorders. *Progress in Neuro-Psychopharmacology and Biological Psychiatry* 2007;31(1):1-11에서 변형.

그림 5-2

(위) Baker FC, Waner JI, Vieira EF, Taylor SR, Driver HS, Mitchell D. Sleep and 24 hour body temperatures: a comparison in young men, naturally cycling women and women taking hormonal contraceptives. *J Physiol.* 2001;530:565-574. (아래) Murphy PJ, Campbell SS. Nighttime Drop in Body Temperature: A Physiological Trigger for Sleep Onset? *Sleep.* 1997;20:505-511에서 변형.

그림 5-3

Lovato N, Lack L. The effects of napping on cognitive functioning. In: Kerkhof GA, Dongen HPA van, editors. *Progress in Brain Research.* Elsevier; 2010 p.155-166에서 변형.

그림 5-4

(위) Monk TH. The Post-Lunch Dip in Performance. *Clinics in Sports Medicine* 2005;24(2):e15-e23. (아래) Stone AA, Schwartz JE, Schkade D, Schwarz N,

Krueger A, Kahneman D. A population approach to the study of emotion: Diurnal rhythms of a working day examined with the day reconstruction method. *Emotion*. 2006;6:139-149에서 변형.

그림 5-5

(위) Roenneberg T, Pilz LK, Zerbini G, Winnebeck EC. Chronotype and Social Jetlag: A (Self-) Critical Review. *Biology* 2019;8(3):54.1. (아래) Roenneberg T, Kuehnle T, Juda M, Kantermann T, Allebrandt K, Gordijn M, Merrow M. Epidemiology of the human circadian clock. *Sleep Medicine Reviews* 2007;11(6):429-438에서 변형.

미주

1장. 안녕히 주무셨나요?

15~16쪽 수면은 모든 … 보편적인 생명 현상입니다.

Jaggard JB, Wang GX, Mourrain P. Non-REM and REM/paradoxical sleep dynamics across phylogeny. *Curr Opin Neurobiol*. 2021;71:44-51.

18쪽 수면 문제는 15개 주요 … 중 7위를 차지하였고

Hafner M, Stepanek M, Taylor J, Troxel W, Stolk C. Why sleep matters − the economic costs of insufficient sleep: Across-country comparative analysis [online]. RAND Corporation; 2016. http://www.rand.org/pubs/research_reports/RR1791.html. 2022년 2월 21일 접속.

18쪽 양질의 수면은 … 중요한 요인으로 나타났습니다.

Why do we sleep? - the physiology and genetics | Professor Derk-Jan Dijk FMedSci [online]. 2018. https://www.youtube.com/watch?v=qMslZH19C6U. 2022년 10월 30일 접속.

19쪽 개인의 건강과 … 요인 중 하나입니다.

한국인 10명 중 4명, '일에 대한 걱정'으로 잠 못 이뤄. 의료기기뉴스라인 [온라인]. 2015. http://www.kmdianews.com/news/articleView.html?idxno=2328. 2023년 2월 26일 접속.

19쪽 수면장애 환자가 매년 … 뒷받침합니다.

헬스조선, 수면장애, 매년 8%씩 증가… '10월'에 특히 급증. 2019. https://m.health.chosun.com/svc/news_view.html?contid=2019091901618. 2023년 2월 26일 접속.

19쪽 충격적이게도 OECD … 자는 것으로 나타났습니다.

Time spent sleeping by men and women in OECD countries 2016 [online].

Statista 2022. https://www.statista.com/statistics/521957/time-spent-sleeping-countries/. 2023년 1월 21일 접속.

20쪽　우리나라 사람들의 평균 수면 시간은 7시간 22분이었습니다.

통계청. 생활시간조사|보건·사회·복지|보도자료|새소식 [online]. 통계청 2020. http://27.101.222.79/board.es?mid=a10301060400&bid=220&act=view&list_no=384161. 2023년 2월 24일 접속

22쪽　'수면에 대해 만족한다'라고 … 되지 않았습니다.

한국인 10명 중 6명, 코로나19 이후 수면 문제 겪고 있어 [온라인]. Philips 2021. https://www.philips.co.kr/a-w/about/news/archive/standard/about/news/press/2021/20210903-koreans-are-suffering-from-sleep-problems-after-corona-19.html. 2023년 2월 25일 접속.

23쪽　저와 함께 몇 명의 … 분석한 적이 있습니다.

Jang Y, Jun JS, Jung K-Y. Trends in sleep duration in Korea: The Korean time use survey. *Sleep Med*. 2023;103:24-28.

24~25쪽　2003년부터 … 경향을 보였습니다.

Basner M, Dinges DF. Sleep duration in the United States 2003-2016: first signs of success in the fight against sleep deficiency? Sleep [online serial]. 2018;41. https://academic.oup.com/sleep/article/41/4/zsy012/4792945. 2019년 1월 15일 접속.

25쪽　최근 영국에서 … 알 수 있습니다.

Lamote de Grignon Pérez J, Gershuny J, Foster R, De Vos M. Sleep differences in the UK between 1974 and 2015: Insights from detailed time diaries. *J Sleep Res*. 2019;28:e12753.

28쪽　수면은 식이, 운동과 함께 건강의 필수 3요소입니다.

Wickham S-R, Amarasekara NA, Bartonicek A, Conner TS. The Big Three Health Behaviors and Mental Health and Well-Being Among Young Adults: A Cross-Sectional Investigation of Sleep, Exercise, and Diet. *Front Psychol*. 2020;11:579205.

28~29쪽 수면의 규칙성 … 평가할 수 있는 도구입니다.

Brandolim Becker N, Martins RIS, Jesus S de N, Chiodelli R, Stephen Rieber M. Sleep health assessment: A scale validation. *Psychiatry Res*. 2018;259:51-55. Buysse DJ. Sleep Health: Can We Define It? Does It Matter? *Sleep*. 2014;37:9-17.

2장. 잠에 관한 몇 가지 이야기

34쪽 '개체의 반응성이 … 신경학적 상태.'

Buysse DJ. Sleep Health: Can We Define It? Does It Matter? *Sleep*. 2014;37:9-17.

56쪽 엄밀히 말하면 사람의 하루 주기는 … 24.2시간입니다.

Dijk D-J,Duffy JF, Czeisler CA. Contribution of circadian physiology and sleep homeostasis to age-related changes in human sleep. *Chronobiol Int*. Taylor & Francis; 2000;17:285-311.

58쪽 심부체온은 잠에서 … 하루 주기를 보입니다.

Krauchi K, Wirz-Justice A. Circadian rhythm of heat production, heart rate, and skin and core temperature under unmasking conditions in men. *Am J Physiol-Regul Integr Comp Physiol*. 1994;267:R819-R829.

61쪽 수면의 항상성 과정은 … 비유할 수 있습니다.

뉴턴프레스, 『수면과 기억의 과학』. Seoul; 2022.

63쪽 따라서 수면의 항상성 중추는 … 보고 있습니다.

Brüning F, Noya SB, Bange T, et al. Sleep-wake cycles drive daily dynamics of synaptic phosphorylation. Science. American Association for the Advancement of Science; 2019;366:eaav3617. Wang Z, Ma J, Miyoshi C, et al. Quantitative phosphoproteomic analysis of the molecular substrates of sleep need. *Nature*. Nature Publishing Group; 2018;558:435-439.

63쪽 최근 《사이언스》에 … 확인할 수 있습니다.

Peng W, Wu Z, Song K, Zhang S, Li Y, Xu M. Regulation of sleep homeostasis mediator adenosine by basal forebrain glutamatergic neurons. *Science*.

2020;369:eabb0556.

64쪽   성인은 대략 16시간을 … 경향이 증가합니다.

Van Dongen HPA, Maislin G, Mullington JM, Dinges DF. The Cumulative Cost of Additional Wakefulness: Dose-Response Effectson Neurobehavioral Functions and Sleep Physiology From Chronic Sleep Restriction and Total Sleep Deprivation. *Sleep*. 2003;26:117-126.

64쪽   사람은 16시간을 연속으로 … 떨어진다고 합니다.

Dawson D, Reid K. Fatigue, alcohol and performance impairment. *Nature*. 1997;388:235-235.

65쪽   한 연구에서는 필요한 … 보고합니다.

Dement WC. Sleep Extension: Getting as Much Extra Sleep as Possible. *Clin Sports Med*. 2005;24:251-268.

65쪽   또 다른 연구에서는 … 졸리지 않다고 응답을 하였습니다.

Van Dongen HPA, Maislin G, Mullington JM, Dinges DF. The Cumulative Cost of Additional Wakefulness: Dose-Response Effectson Neurobehavioral Functions and Sleep Physiology From Chronic Sleep Restriction and Total Sleep Deprivation. *Sleep*. 2003;26:117-126.

69쪽   보벨리에 따르면 … 두 과정 모델이라고 합니다.

Borbely AA. A Two Process Model of Sleep Regulation. *Hum Neurobiol*. 1982;1:195-204

72~73쪽   잠이 들면 뇌에서는 … 전환이 됩니다.

Mackiewicz M, Shockley KR, Romer MA, et al. Macromolecule biosynthesis: a key function of sleep. *Physiol Genomics*. 2007;31:441-457.

73쪽   아데노신은 세포 내로 … 비축이 됩니다.

Dworak M, McCarley RW, Kim T, Kalinchuk AV, Basheer R. Sleep and Brain Energy Levels: ATP Changes during Sleep. *J Neurosci*. 2010;30:9007-9016.

73쪽   서파수면 중에는 신경세포 … 빠져 나가게 합니다.

Nedergaard M, Goldman SA. Glymphatic failure as a final common pathway to dementia. Science. 2020;370:50-56. Fultz NE, Bonmassar G, Setsompop K, et al. Coupled electrophysiological, hemodynamic, and cerebrospinal fluid oscillations in human sleep. *Science*. 2019;366:628-631.

75쪽   이를 시냅스 항상성 가설이라고 합니다.

Tononi G, Cirelli C. Sleep function and synaptic homeostasis. *Sleep Med Rev*. 2006;10:49-62.

75쪽   이 관찰에서 과학자들은 … 발견하였습니다.

Wilson MA, McNaughton BL. Reactivation of hippocampal ensemble memories during sleep. *Science*. 1994;265:676-679.

76쪽   이를 능동체계공고화 이론이라고 합니다.

Klinzing JG, Niethard N, Born J. Mechanisms of systems memory consolidation during sleep. *Nat Neurosci*. 2019;22:1598-1610.

78쪽   사람의 심부체온은 36.5도로 … 렘수면은 25퍼센트 정도입니다.

Siegel JM. Sleep function: an evolutionary perspective. *Lancet Neurol*. 2022;21:937-946.

79쪽   또한 비렘수면-렘수면 … 적게 나타납니다.

Schmidt MH. The energy allocation function of sleep: A unifying theory of sleep, torpor, and continuous wakefulness. *Neurosci Biobehav Rev*. 2014;47:122-153.

80쪽   수면은 각성 시에 활발히 … 진화한 것으로 보입니다.

Schmidt MH. The energy allocation function of sleep: A unifying theory of sleep, torpor, and continuous wakefulness. *Neurosci Biobehav Rev*. 2014;47:122-153.

3장. 잠을 제대로 자지 못했을 때 생기는 일들

88쪽　　잠을 적게 잘수록 … 비만이 많아진다는 것입니다.

Patel SR, Hu FB. Short Sleep Duration and Weight Gain: A Systematic Review. *Obesity*. 2008;16:643-653.

88쪽　　20~65세 성인 8717명을 … 25퍼센트 정도 높았습니다.

Park SE, Kim HM, Kim DH, Kim J, Cha BS, Kim DJ. The Association Between Sleep Duration and General and Abdominal Obesity in Koreans: Data From the Korean National Health and Nutrition Examination Survey, 2001 and 2005. *Obesity*. 2009;17:767-771.

89쪽　　우리나라의 12~18세 청소년 … 과체중 위험성이 2배나 되었습니다.

Lee JA, Park HS. Relation between sleep duration, overweight, and metabolic syndrome inKorean adolescents. *Nutr Metab Cardiovasc Dis*. 2014;24:65-71.

90쪽　　더 흥미로운 사실은 … 응답했다는 것입니다.

Spiegel K, Tasali E, Penev P, Van Cauter E. Brief communication: Sleep curtailment in healthy young men is associated with decreased leptin levels, elevated ghrelin levels, and increased hunger and appetite. *Ann Intern Med*. 2004;141:846-850.

90쪽　　잠이 부족하면 '단짠(달고 짠)' … 똑같이 나타났습니다.

Taheri S, Lin L, Austin D, Young T, Mignot E. Short Sleep Duration Is Associated with Reduced Leptin, Elevated Ghrelin, and Increased Body Mass Index. *PLOS Med*. 2004;1:e62.

92쪽　　이 연구에서 수면 시간이 … 높게 발병했습니다.

Ruesten A von, Weikert C, Fietze I, Boeing H. Association of Sleep Duration with Chronic Diseases in the European Prospective Investigation into Cancer and Nutrition (EPIC)-Potsdam Study. *PLOS ONE*. 2012;7:e30972.

93쪽　　또한, 수면 시간이 9시간 이상으로 … 1.6배 정도로 높았습니다.

Sabanayagam C, Shankar A. Sleep Duration and Cardiovascular Disease:

Results from the National Health Interview Survey. *Sleep*. 2010;33:1037-1042.

93쪽　미국에서는 11년 이상 … 높게 발생했습니다.

Bertisch SM, Pollock BD, Mittleman MA, et al. Insomnia with objective short sleep duration and risk of incident cardiovascular disease and all-cause mortality: Sleep Heart Health Study. *Sleep*. 2018;41,1-9.

94쪽　이 연구에서 남성은 … 않는 것으로 나타났습니다.

Cappuccio Francesco P., Stranges Saverio, Kandala Ngianga-Bakwin, et al. Gender-Specific Associations of Short Sleep Duration With Prevalent and Incident Hypertension. *Hypertension*. 2007;50:693-700.

94쪽　19세 이상 성인 5400여 명을 … 높게 나타났습니다.

Kim J, Jo I. Age-Dependent Association Between Sleep Duration and Hypertension in the Adult Korean Population. *Am J Hypertens*. 2010;23:1286-1291.

95쪽　그리고 잘 알다시피 비만은 … 요인이 됩니다.

Tobaldini E, Fiorelli EM, Solbiati M, Costantino G, Nobili L, Montano N. Short sleep duration and cardiometabolic risk: from pathophysiology to clinical evidence. *Nat Rev Cardiol*. 2019;16:213-224.

96쪽　이 연구에서 전체사망률은 … U자형 패턴을 보였습니다.

Yeo Y, Ma SH, Park SK, et al. A Prospective Cohort Study on the Relationship of Sleep Duration With All-cause and Disease-specific Mortality in the Korean Multi-center Cancer Cohort Study. *J Prev Med Pub Health*. 2013;46:271-281.

97쪽　성인 1522명을 18년간 … 5.2배 높았습니다.

Young T, Finn L, Peppard PE, et al. Sleep Disordered Breathing and Mortality: Eighteen-Year Follow-up of the Wisconsin Sleep Cohort. *Sleep*. 2008;31:1071-1078.

97쪽　특히, 이 연구를 보면 여성은 … 나타났습니다.

Punjabi NM, Caffo BS, Goodwin JL, et al. Sleep-Disordered Breathing and

Mortality: A Prospective Cohort Study. *PLOS Med.* 2009;6:e1000132.

98쪽   유럽에서 실시한 최근의 연구를 … 높게 나타난 것이죠.

Dodds S, Williams LJ, Roguski A, et al. Mortality and morbidity in obstructive sleep apnoea-hypopnoea syndrome: results from a 30-year prospective cohort study. *ERJ Open Res.* 2020;6.

99쪽   건강한 성인을 하룻밤을 꼬박 … 증가했습니다.

Lucey BP, Hicks TJ, McLeland JS, et al. Effect of sleep on overnight cerebrospinal fluid amyloid β kinetics. *Ann Neurol.* 2018;83:197-204. Shokri-Kojori E, Wang G-J, Wiers CE, et al. βâ-Amyloid accumulation in the human brain after one night of sleep deprivation. *Proc Natl Acad Sci.* 2018;115:4483-4488.

99쪽   65세 이상 노인에서 조사한 … 나타났습니다.

Winer JR, Deters KD, Kennedy G, et al. Association of Short and Long Sleep Duration With Amyloid-βâ Burden and Cognition in Aging. *JAMA Neurol.* 2021;78:1187-1196.

99쪽   영국에서 10만여 명을 … 20~30퍼센트 정도 많이 발생했습니다.

Sabia S, Fayosse A, Dumurgier J, et al. Association of sleep duration in middle and old age with incidence of dementia. *Nat Commun.* 2021;12:2289.

101쪽   아울러 글림프시스템은 각성보다 … 밝혀졌습니다.

Xie L, Kang H, Xu Q, et al. Sleep drives metabolite clearance from the adult brain. *Science.* 2013;342:373-377.

102쪽   특히, 나쁜 감정에 더 나쁜 평가를 … 경향을 보이죠.

Killgore WDS. Effects of sleep deprivation on cognition. *Prog Brain Res.*185:105-129.

103쪽   신경영상 연구를 보면, … 않음을 볼 수 있습니다.

Yoo S-S, Gujar N, Hu P, Jolesz FA, Walker MP. The human emotional brain without sleep — a prefrontal amygdala disconnect. *Curr Biol.* 2007;17:R877-

R878.

103쪽   불면증, 과다수면 그리고 … 연구 결과들이 있습니다.

Ford DE, Kamerow DB. Epidemiologic Study of Sleep Disturbances and Psychiatric Disorders: An Opportunity for Prevention? *JAMA*. 1989;262:1479-1484.

103쪽   존스홉킨스 의과대학 … 나타났습니다.

Chang PP, Ford DE, Mead LA, Cooper-Patrick L, Klag MJ. Insomnia in Young Men and Subsequent DepressionThe Johns Hopkins Precursors Study. *Am J Epidemiol*. 1997;146:105-114.

103쪽   65세 이상 노인에서 불면증이나 … 증가했습니다.

Jaussent I, Bouyer J, Ancelin M-L, et al. Insomnia and daytime sleepiness are risk factors for depressive symptoms in the elderly. *Sleep*. 2011;34:1103-1110.

104쪽   조사에 따르면 정신질환 환자의 … 겪는다고 합니다.

Paller KA, Creery JD, Schechtman E. Memory and Sleep: How Sleep Cognition Can Change the Waking Mind for the Better. *Annu Rev Psychol*. 2021;72:123-150.

104쪽   또한 일반인에서는 불면증을 … 시달리고 있었습니다.

Tsuno N, Besset A, Ritchie K. Sleep and depression. *J Clin Psychiatry*. 2005;66:1254-1269.

104쪽   주요 우울장애에서 수면장애는 … 증상이기도 합니다.

Kupfer DJ. Depression and associated sleep disturbances: patient benefits with agomelatine. *Eur Neuropsychopharmacol*. 2006;16:S639-S643.

104쪽   2017년 영국의 프리먼과 … 개선되었습니다.

Freeman D, Sheaves B, Goodwin GM, et al. The effects of improving sleep onmental health (OASIS): a randomised controlled trial with mediation analysis. *Lancet Psychiatry*. 2017;4:749-758.

104쪽　자살은 우리나라 10대~30대에서 … 3배 정도 높습니다.

　　최효정, 1030세대, 사망원인 1위는 '자살' … 자살률도 OECD 1위. 조선비즈 [온라인]. 2021. https://biz.chosun.com/policy/policy_sub/2021/09/28/CRVVI3KT4VC4ZMYIUYIBT63P5E/. 2022. 2022년 10월 26일 접속.

105쪽　우울감의 영향을 배제하더라도 … 있었습니다.

　　Park W-S, Yang KI, Kim H. Insufficient sleep and suicidal ideation: a survey of 12,046 female adolescents. *Sleep Med*. 2019;53:65-69.

105쪽　청소년기에 취침 시각 … 높인다는 것입니다.

　　Seo J-H, Kim JH, Yang KI, Hong SB. Late use of electronic media and its association with sleep, depression, and suicidality among Korean adolescents. *Sleep Med*. 2017;29:76-80.

105쪽　일본에서 30세 이상 성인 … 많았다고 합니다.

　　Fujino Y, Mizoue T, Tokui N, Yoshimura T. Prospective Cohort Study of Stress, Life Satisfaction, Self-Rated Health, Insomnia, and Suicide Death in Japan. *Suicide Life Threat Behav*. 2005;35:227-237.

106쪽　미국의 인구집단 연구에서도 … 높게 나타났습니다.

　　Wojnar M, Ilgen MA, Wojnar J, McCammon RJ, Valenstein M, Brower KJ. Sleep problems and suicidality in the National Comorbidity Survey Replication. *J Psychiatr Res*. 2009;43:526-531.

108쪽　우리나라 운전자의 대략 … 조사결과도 있습니다.

　　Sunwoo J-S, Hwangbo Y, Kim W-J, Chu MK, Yun C-H, Yang KI. Sleep characteristics associated with drowsy driving. *Sleep Med*. 2017;40:4-10.

108쪽　교통안전공단의 … 유사한 결과를 보였습니다.

　　교통안전공단. "고속도로 졸음운전 실태조사 결과", 2015

108쪽　수면 부족은 음주에 … 상태인 것입니다.

　　Roehrs T, Burduvali E, Bonahoom A, Drake C, Roth T. Ethanol and Sleep Loss: A "dose" Comparison of Impairing Effects. *Sleep*. 2003;26:981-985.

109쪽   2012~2014년도 고속도로로 … 약 1.8배 높았습니다.

교통안전공단, 보도자료, 2015

109쪽   연구에 따르면 교통사고 … 증가했습니다.

Philip P, Sagaspe P, Lagarde E, et al. Sleep disorders and accidental risk in a large group of regular registered highway drivers. *Sleep Med.* 2010;11:973-979.

109쪽   경찰청 통계에 의하면 … 일어난다고 합니다.

2016년판 교통사고통계요약

110쪽   수면장애는 졸음운전의 … 진료받아야 합니다.

Yim SH, Cho JW, Sunwoo J-S, et al. Sleep Disorders and Risk of Motor Vehicle Accident. *J Sleep Med.* 2021;18:72-77.

111쪽   OECD 5개국 … 나타났습니다.

Hafner M, Stepanek M, Taylor J, Troxel W, Stolk C. Why sleep matters - the economic costs of insufficient sleep: A cross-country comparative analysis [online]. RAND Corporation; 2016. http://www.rand.org/pubs/research_reports/RR1791.html. 2022년 2월 21일 접속.

112쪽   호주에서 분석한 자료에 … 달했습니다.

Streatfeild J, Smith J, Mansfield D, Pezzullo L, Hillman D. The social and economic cost of sleep disorders. *Sleep.* 2021;44:zsab132.

112~113쪽   2018년에 발표된 경기연구원의 … 추산된다고 합니다.

이은환, 경기도 수면산업(Sleep Industry) 육성을 위한 실태조사 및 정책방안 [경기연구원 연구] 네이버 블로그 경기연구원 공식블로그 2018. https://blog.naver.com/gri_blog/221333600331. 2022년 10월 29일 접속.

4. 슬기로운 수면생활

126쪽   미국수면재단에서 추천하는 … 7~9시간입니다.

Hirshkowitz M, Whiton K, Albert SM, et al. National Sleep Foundation's updated sleep duration recommendations: final report. *Sleep Health.*

2015;1:233-243.

139쪽   이를 '보정 휴일 수면 시간의 중간점'이라고 합니다.
　　　Roenneberg T, Pilz LK, Zerbini G, Winnebeck EC. Chronotype and Social
Jetlag: A (Self-) Critical Review. *Biology*. 2019;8:54.

141쪽   마치 외국으로 여행을 … 나는 것이죠.
　　　Roenneberg T, Pilz LK, Zerbini G, Winnebeck EC. Chronotype and Social
Jetlag: A (Self-) Critical Review. *Biology*. 2019;8:54.

142쪽   연구에 따르면 사회적 시차가 … 증가했습니다.
　　　Islam Z, Akter S, Kochi T, et al. Association of social jetlag with metabolic
syndrome among Japanese working population: the Furukawa Nutrition and
Health Study. *Sleep Med*. 2018;51:53-58.

147쪽   연구 결과에 따르면 잠들기 직전 … 90분 정도 지연되었습니다.
　　　Chang A-M, Aeschbach D, Duffy JF, Czeisler CA. Evening use of light-
emitting eReaders negatively affects sleep, circadian timing, and next-
morning alertness. *Proc Natl Acad Sci*. 2015;112:1232-1237.

155쪽   늦은 밤에 강한 운동을 하면 … 바람직합니다.
　　　다니엘 핑크, 『언제 할 것인가』, 이경남 옮김, 알키; 2018.

159쪽   연구 결과 밝은 빛에 노출된 참가자들은 … 알 수 있었습니다.
　　　Byun J-I, Lee BU, Koo YS, et al. Bright light exposure before bedtime
impairs response inhibition the following morning: a non-randomized
crossover study. *Chronobiology International*. 2018;35:1035-1044.

160쪽   조사 결과 야간 인공조명이 … 더 많았습니다.
　　　Koo YS, Song J-Y, Joo E-Y, et al. Outdoor artificial light at night, obesity,
and sleep health: Cross-sectional analysis in the KoGES study. *Chronobiol
International*. 2016;33:301-314.

5. 몇 가지 오해와 진실

166쪽   이런 빛이 빛이 우리 몸의 생체시계를 … 관련이 있습니다.

Prayag A, Münch M, Aeschbach D, Chellappa S, Gronfier C. Light Modulation of Human Clocks, Wake, and Sleep. *Clocks Sleep*. 2019;1:193-208.

168~169쪽   그러나 같은 색온도이지만 달빛과 … 다릅니다.

아네테 크룹베네슈, 『우리의 밤은 너무 밝다』, 이지윤 옮김, 시공사; 2021.

170쪽   이러한 관계를 위상 반응 곡선이라고 합니다.

Pandi-Perumal SR, Smits M, Spence W, et al. Dim light melatonin onset (DLMO): A tool for the analysis of circadian phase in human sleep and chronobiological disorders. *Prog Neuropsychopharmacol Biol Psychiatry*. 2007;31:1-11.

174쪽   밤이 되면 C과정에 의해 … 시작합니다.

Baker FC, Waner JI, Vieira EF, Taylor SR, Driver HS, Mitchell D. Sleep and 24 hour body temperatures: a comparison in young men, naturally cycling women and women taking hormonal contraceptives. J Physiol. 2001;530:565-574. Murphy PJ, Campbell SS. Nighttime Drop in Body Temperature: A Physiological Trigger for Sleep Onset? *Sleep*. 1997;20:505-511.

174쪽   1999년 최고의 과학잡지 《네이처》에는 … 발표되었습니다.

Kräuchi K,Cajochen C, Werth E, Wirz-Justice A. Warm feet promote the rapid onset of sleep. *Nature*. 1999;401:36-37.

178쪽   관련 연구들은 얼마나 자고 … 지적합니다.

Lovato N, Lack L. The effects of napping on cognitive functioning. In: Kerkhof GA, Dongen HPA van, editors. *Prog Brain Res*. 2010;185:155-166.

181쪽   이것을 오후하강이라고 하는데 … 졸음이 많아집니다.

Monk TH. The Post-Lunch Dip in Performance. *Clin Sports Med*. 2005;24:e15-e23.

181쪽　긍정적인 정서도 이 시간대에 하강이 일어납니다.

Stone AA, Schwartz JE, Schkade D, Schwarz N, Krueger A, Kahneman D. A population approach to the study of emotion: Diurnal rhythms of a working day examined with the day reconstruction method. *Emotion*. 2006;6:139-149.

184쪽　이것이 이른바 나푸치노입니다.

매슈 워커, 『우리는 왜 잠을 자야 할까』, 이한음 옮김, 열린책들; 2019.

184쪽　또한 낮잠을 60분 넘게 … 나타났습니다.

Yamada T, Hara K, Shojima N, Yamauchi T, Kadowaki T. Daytime Napping and the Risk of Cardiovascular Disease and All-Cause Mortality: A Prospective Study and Dose-Response Meta-Analysis. *Sleep*. 2015;38:1945-1953.

188쪽　용량은 시중에서 판매되는 … 효과를 나타냅니다.

Dijk D-J, Cajochen C. Melatonin and the Circadian Regulation of Sleep Initiation, Consolidation, Structure, and the Sleep EEG. *J Biol Rhythms*. 1997;12:627-635.

190쪽　서방형 멜라토닌은 … 사용이 가능합니다.

Cruz-Sanabria F, Carmassi C, Bruno S, et al. Melatonin as a Chronobiotic with Sleep-promoting Properties. Curr Neurophamacol. 2023;21:951-987.

190쪽　또한 멜라토닌은 꿈 속 행동을 … 사용하고 있습니다.

Byun J-I, Shin YY, Seong Y-A, et al. Comparative efficacy of prolonged-release melatonin versus clonazepam for isolated rapid eye movement sleep behavior disorder. *Sleep Breath*. 2023;27:309-318. Jun J-S, Kim R, Byun J-I, et al. Prolonged-release melatonin in patients with idiopathic REM sleep behavior disorder. *Ann Clin Trans Neurol*. 2019;6:716-722.

190쪽　멜라토닌은 강력한 항산화효과를 … 점쳐지고 있습니다.

Kunz D, Stotz S, Bes F. Conversion to Parkinsonism and Dementia in REM-Sleep Behavior Disorder Using the Chronobiotic Melatonin [online]. 2020 Nov p. 2020.11.05.20224592. https://www.medrxiv.org/content/10.1101/2020.11.05.20224592v1.

191쪽   그러나 이것은 단지 사회적인 … 않은 것입니다.

EBS 생체시계의 비밀 제작팀·장혜진, 『건강 잠재력, 생체시계의 비밀』, 지식채널; 2009.

191쪽   전 세계 성인 3만여 명을 … 나타났습니다.

Roenneberg T, Pilz LK, Zerbini G, Winnebeck EC. Chronotype and Social Jetlag: A (Self-) Critical Review. *Biology*. 2019;8:54.

191쪽   이와 같은 청소년기의 … 잠드는 시각이 빨라집니다.

Roenneberg T, Kuehnle T, Juda M, et al. Epidemiology of the human circadian clock. *Sleep Med Rev*. 2007;11:429-438.

194쪽   국내에서도 경기도에서 … 행복감이 높아졌다고 합니다.

배문규, 중고등학생 등교시간 1시간 늦추자 '행복'해졌다. 2016. //m.khan.co.kr/national/national-general/article/201605231334001. 2023년 1월 18일 접속.

197쪽   이것을 보면 사람들이 수면에 … 알 수 있습니다.

한국인 10명 중 6명, 코로나19 이후 수면 문제 겪고 있어. Philips 2021 : https://www.philips.co.kr/a-w/about/news/archive/standard/about/news/press/2021/20210903-koreans-are-suffering-from-sleep-problems-after-corona-19.html. 2023년 2월 25일 접속.

찾아보기

잠의 힘

2023년 7월 27일 1판 1쇄 발행
2023년 9월 9일 1판 2쇄 발행

지은이   정기영
펴낸이   박래선
펴낸곳   에이도스출판사
출판신고   제395-251002011000004호
주소   경기도 고양시 덕양구 삼원로 83, 광양프런티어밸리 1209호
팩스   0303-3444-4479
이메일   eidospub.co@gmail.com
페이스북   facebook.com/eidospublishing
인스타그램 instagram.com/eidos_book
블로그   https://eidospub.blog.me/
표지 디자인 공중정원
본문 디자인 김경주

ISBN   979-11-85415-55-0   03510

※ 잘못 만들어진 책은 구입하신 서점에서 바꾸어 드립니다.

※ 이 책 내용의 전부 또는 일부를 재사용하려면 반드시 지은이와 출판사의 동의를 얻어야
   합니다.

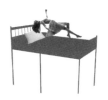

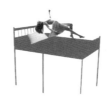